U0284330

谭丽双 蒋惠瑜 主编

照顾好你的盆底

孕期及产后盆底功能强化与康复训练

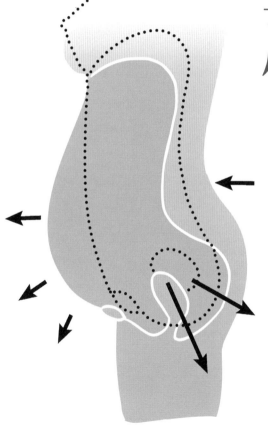

人民卫生出版社

·北京·

图书在版编目（CIP）数据

照顾好你的盆底：孕期及产后盆底功能强化与康复
训练 / 谭丽双，蒋惠瑜主编 . —北京：人民卫生出版
社，2022.10
ISBN 978-7-117-33019-0

Ⅰ.①照… Ⅱ.①谭… ②蒋… Ⅲ.①骨盆底－康复
训练 Ⅳ.①R711.509

中国版本图书馆 CIP 数据核字（2022）第 052050 号

照顾好你的盆底——孕期及产后盆底功能强化与康复训练
Zhaogu Hao Ni de Pendi——Yunqi ji Chanhou Pendi Gongneng
Qianghua yu Kangfu Xunlian

主　　编	谭丽双　蒋惠瑜
出版发行	人民卫生出版社(中继线 010-59780011)
地　　址	北京市朝阳区潘家园南里 19 号
邮　　编	100021
印　　刷	北京顶佳世纪印刷有限公司
经　　销	新华书店
开　　本	889×1194　1/32　印张：10
字　　数	197 千字
版　　次	2022 年 10 月第 1 版
印　　次	2022 年 11 月第 1 次印刷
标准书号	ISBN 978-7-117-33019-0
定　　价	69.00 元

E － mail　　pmph @ pmph.com
购书热线　　010-59787592　010-59787584　010-65264830
打击盗版举报电话:010-59787491　　E-mail:WQ @ pmph.com
质量问题联系电话:010-59787234　　E-mail:zhiliang @ pmph.com
数字融合服务电话:4001118166　　　E-mail:zengzhi @ pmph.com

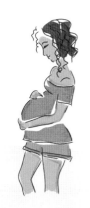

主　编：谭丽双　蒋惠瑜

副主编：王圣治　王　野　马影蕊　李思琦

编　委（按姓氏笔画排序）

卜　杨　邓　洁　边新贺　孙　行

孙慧君　李焕锋　来德花　何　艳

角林玫　张　苗　张　铎　张　敬

明小红　柳　婷　赵　欣　段晓莹

侯佳辰　聂　敏　高　清　唐　波

董　岩　舒　珍　薛寒菲

绘　图：董雨晴　王　旭

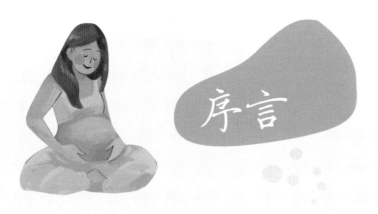

序言

　　随着我国社会经济文化的快速发展和人们生活水平的提高，女性对盆底健康的观念发生了翻天覆地的变化，她们对孕产期康复与健康的期望与渴求，助推我国孕产康复和盆底康复专业步入快速发展时期。

　　辽宁中医药大学附属医院孕产康复与盆底康复团队，积极响应党的十九大提出的实施健康中国战略，以提高人民群众健康为目标，以解决危害城乡居民健康的主要问题为重点，坚持预防为主、中西医并重、防治结合的原则，顺应广大女性对孕产过程中引发的盆底功能障碍性疾病康复的迫切需求，成立了产后康复调养中心。中心采用多学科合作模式，高度重视康复人才培养和梯队建设，不断提升专业人员技术水平和临床服务能力，全力打造区域中西医结合产后盆底康复专科建设品牌。

　　主编谭丽双现任中国康复医学会物理治疗专业委员会女性健康物理治疗学组副主任委员，具有丰富的盆底康复治疗经验。多次参加国内外学术交流，夯实盆底康复技能，扎根康复临床一线，勤勉做人、勤奋做事，始终致力于促进辽宁省乃至全国的孕产盆底康复事业的发展，将二十多年积累的孕产盆底康复临床经验奉献于科研、教学和康复一线。

  在她的主持下，国内一流的专家与团队成员联合总结了大量的孕产盆底康复实践经验，共同梳理国内外先进的产后康复技术，编写的《照顾好你的盆底——孕期及产后盆底功能强化与康复训练》，系统地阐述了实用、有效的盆底康复自我管理体系，用专业的知识、科普的语言，用心分享给对孕产盆底康复有迫切需求的女性，实现了孕产盆底康复临床功能前移和全程健康管理。此书图文并茂、内容通俗易懂，可读性和可操作性强，能够帮助更多的女性和家庭实现幸福和谐。此书同时能提升孕产盆底康复从业人员的实践技能水平，是一本集孕期和产后盆底相关问题的经典科普作品。

  相信此书的出版，将对我国女性健康事业的发展以及孕产盆底康复专科建设具有重要的推动作用，这也是辽宁中医药大学附属医院人深耕孕产盆底健康事业并在区域内推广普及的初心与使命！

中国康复医学会物理治疗专业委员会　主任委员

中山大学附属第六医院康复医疗中心　主任

2022 年 7 月

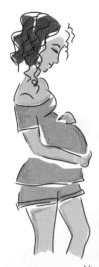

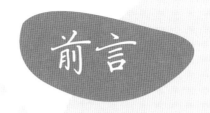

前言

生命，一个普通的词，却能给我们带来无限的遐想。人类的生命来源始于盆底，盆底之所以被重视，是因为其能够使女性拥有世界上最伟大的称谓——妈妈！

随着国家三孩政策的实施，女性盆底功能障碍性疾病的发病率也有所上升，孕妇产后的健康及生活质量深受影响。伴随着社会的发展，越来越多的女性逐渐意识到盆底康复的重要性。本书可帮助宝妈了解何谓盆底康复及盆底康复的介入时期，并为宝妈提供正确、有效的治疗方法。

首先，本书从对盆底肌的认识开始，让女性对盆底有一定的感知及了解，介绍了孕期对女性盆底的影响，整个孕产期女性盆底的变化及随着孕产期变化而发生的并发症，针对宝妈产后常见的盆底障碍性疾病出现的方面——尿、垂、粪、性、痛做了详细介绍，同时从原因—影响—评估—治疗—家庭训练进行一体化系统陈述知识。

其次，本书介绍了产后盆底肌恢复的最佳时期，盆底训练的原则、方案及家庭训练注意事项，并针对如何根据具体情况进行康复治疗做了详细介绍，让女性全方位走进盆底康复之旅，让宝妈产后拥有更好的盆底功能，避免承受痛苦及尴尬。盆底康复不仅是治疗师的工作，更是每一位女性应具备的自我管理能力、自我训练意识，好的盆底康复模式是评估＋训练＋自我感觉＋评估。

同时，S型身材是女性恒久的追求，伴随孕期体重与激素水平巨变，产后宝妈们最关心的假胯宽与臀部下垂等问题也接踵而来。如果说世界上最难以承受的痛是骨开十指、腹开八层，那么，孕产期及产后的慢性疼痛紧随其后。本书后三个章节更加深入地介绍了女性成为伟大母亲所需要承受的生理变化，这种生理变化的持续存在会影响心理引发情绪问题。书中针对宝妈体态管理进行了日常生活方式指导与家庭训练指导，堪称为一场针对体型管理的"饕餮盛宴"。

本书以通俗易懂的方式介绍盆底康复，让读者意识到盆底康复的重要性，我们更希望这本书能够带给更多人鼓励，了解盆底康复的真相后不惧怕、不退缩。同时，这本书作为盆底康复课程的教学指导，也推荐给希望学习盆底手法课程的学生及从业者。

本书的成功出版，首先感谢谭丽双主任对此书章节设计与内容呈现的不断校正，谭主任的专业素养与认真严谨的科研态度值得我们学习。其次感谢谭主任邀请我为此书撰写前言，我的内心战战兢兢，但又无比兴奋，因为本书的编委均为从事康复医学、孕产盆底康复的资深专家以及在康复临床一线工作、有较高专业素养的人员，他们临床实践经验丰富，研究能力突出，并兼具地区代表性，能和各位专家一起共力，荣幸之至。

　　再次感谢为此书的编写和材料准备付出辛勤劳动的专家、教授和广大同仁。相信本书的面世，会进一步助力盆底康复的发展和推广，让更多女性了解盆底康复。

中国康复医学会物理治疗专业委员会女性健康物理治疗学组

副主任委员

海南医学院第二附属医院

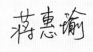

2022 年 3 月

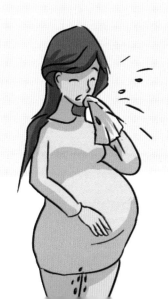

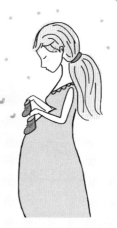

写在前面的话

照顾好你的盆底！

孕育儿女对女人来说是一件奇妙而伟大的事，小生命的降临使全家人都沉浸在无尽的喜悦之中，宝妈更是在焦虑、兴奋、辛苦、幸福、煎熬的"五味杂陈"中日夜忙碌着……可是，经历了十月怀胎和一朝分娩，你关注与呵护过自己的盆底吗？

我们在长期的盆底康复实践中发现，许多女性产后会出现漏尿、尿频或尿急等问题，对女性的生活造成了很大的影响，甚至会出现阴道松弛、小腹不适感、产后腰背痛、性交疼痛、盆腔脏器脱垂等症状，严重影响女性的身心健康和家庭生活，而这些症状的发生，都是由于盆底功能障碍所引起的。已婚、已育妇女的盆底功能障碍发病率约为30%～40%，而到中老年阶段发生盆底功能障碍，很可能是之前怀孕和分娩造成盆底功能损伤引发的。

曾有一位产后50余天的初产妈妈，自己在清洗外阴时在阴道口摸到了脱出物，紧张地跑到附近一家医院检查，医生告知：“阴道前壁和后壁Ⅱ度膨出、子宫Ⅰ度脱垂，掉出来的东西是回不去的，如果再严重需要手术治疗。”冰冷残酷的回答重重地打击着产后虚弱的宝妈。宝妈听朋友介绍知道我做产后康复，万分焦虑的她抱着试试看的心态让我给她做了一次手法治疗，脱垂基本复位，她失望无助的眼神里有了一丝欣喜。她是盆底康复的幸运儿！是我所挽救的许许多多同样遭遇盆底问题的宝妈之一！然而有太多女性缺乏对盆底康复的认知，自我保健的意识淡薄，又羞于启齿，讳疾忌医，延误了病情。而这些，是我最不想也最不忍看到的！

从事康复治疗工作二十余年来，盆底康复专业是最让我“痴迷”的，正所谓“一入盆底情深似海”！它是一门综合科学，关乎女性生理、心理、身体结构功能、家庭和谐以及社会关系。无论是即将备孕的女性，还是刚刚经历过孕产的宝妈都应该珍爱自己，了解产后盆底康复的相关知识，避免发生盆底功能障碍性疾病。当出现盆底功能问题后，一定要高度重视，应尽早到正规医疗机构接受科学的盆底康复治疗与健康指导。

盆底疾病以预防为主，要防患于未然，在最佳的时期进行康复训练。而女性盆底健康教育是从事产后盆底康复专业人员义不容辞的责任和义务，为了让女性朋友在盆底康复的道路上少走弯路，我希望将我的产后康复治疗经验分享给大家，这就是本书创作的初衷。幸运的是，我的想法得到了医院领导的全力支持；开心的是，兄弟医院海南医学院第二附属医院蒋惠瑜老师团队倾情加盟；欣慰的是，我有一群志同道合可爱的同事们陪我一起并肩作战。临床工作繁忙的我们，在一个个孤灯静夜中，认真思虑每一次治疗，反复斟酌每一段文字，精心绘制每一张配图，历时两年多，完成了您手里的这本《照顾好你的盆底——孕期及产后盆底功能强化与康复训练》一书。

本书讲述了孕产过程给女性盆底带来的影响、孕期常见问题及自我管理、产后尿失禁、盆腔脏器脱垂、性功能障碍、便秘、腹直肌分离、产后腰背痛、尾骨痛等问题的自我评估方法，

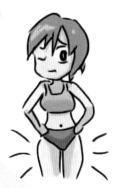

以及科学的运动训练和日常生活行为干预，提升女性朋友对孕期和产后盆底问题的认知度，实现了女性孕产全程盆底功能的自我评估和科学管理，最大可能地避免或减轻孕产期间盆底损伤。

希望这本书能帮助成千上万的女性朋友，成为您孕期和产后呵护盆底健康的工具书，帮助您拥有健康的盆底与幸福的人生，快让我们一起来感受神秘的盆底之旅吧！

"黄金无足色，白璧有微瑕"，如有错漏之处，望同道批评指正！

中国康复医学会物理治疗专业委员会女性健康物理治疗学组

副主任委员

辽宁中医药大学附属医院康复中心

2022 年 7 月

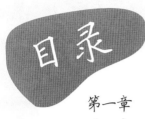

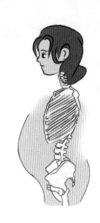

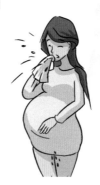

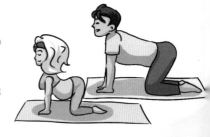

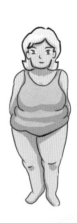

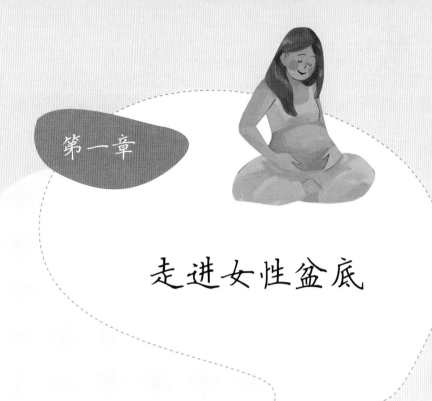

第一章

走进女性盆底

　　随着产后盆底康复的日渐兴起，前卫的宝妈们对产后盆底修复的意愿越来越强烈，纷纷通过网络或康复机构等方式投身到盆底康复大军中！然而，你认识自己的盆底肌吗？了解自己的盆底肌功能状态吗？孕产究竟会给你的盆底带来哪些影响？又该如何进行盆底修复呢？为了让孕产中的你拥有健康和自信，科学预防和自我管理至关重要，我们就从认识女性的盆底开始吧！

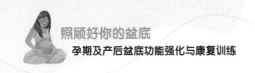
一、认识自己的盆底

女性的盆底是由封闭骨盆出口的多层肌肉和筋膜组成，其中有尿道、阴道和直肠贯穿其中。盆底肌、筋膜、韧带及神经、血管构成了复杂的盆底支持系统，它们互相作用和支持，犹如一张"吊网"，承托并保持子宫、膀胱和直肠等盆腔脏器的正常位置，发挥着正常的功能（图 1-1）。

正常的盆底肌有着较好的控制力，当咳嗽、打喷嚏或大笑时，腹内压上升，盆底肌能够缓冲和吸收这个压力；当受到性刺激时，盆底肌能够兴奋并自如地收缩，使性兴奋不自主地发生；当膀胱充盈有尿意时，盆底肌能够保持收紧而防止尿液流出，当

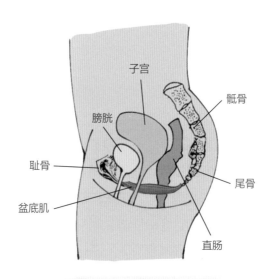

图 1-1　女性盆底结构示意图

排尿或排便时，盆底肌还可以自如地打开，顺畅地排出尿液与大便。由此可见，良好的盆底肌应该具有较好的收缩与舒张控制能力，是收放自如、可以随意控制的。

　　一旦盆底这张"吊网"受到损伤，就会出现阴道松弛、漏尿、大小便失禁、性功能障碍、盆腔脏器脱垂等盆底功能障碍性疾病，而孕产过程往往是导致盆底功能障碍性疾病的罪魁祸首（图 1-2）。

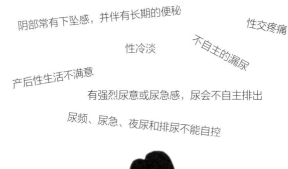
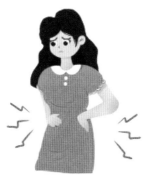

阴部常有下坠感，并伴有长期的便秘　　性交疼痛

性冷淡　　不自主的漏尿

产后性生活不满意

有强烈尿意或尿急感，尿会不自主排出

尿频、尿急、夜尿和排尿不能自控

图 1-2　盆底受损导致盆底功能障碍性疾病

常听说盆底康复就是坚持做凯格尔（Kegel）训练，如果孕产中的你也是这样想的，那就太片面啦！盆底康复不是简单地进行盆底肌的收缩和放松，就能改善因孕产带来的阴道松弛、漏尿等问题，况且还有很多女性根本就找不到盆底肌在哪，更不知道收缩的感觉。因此，了解、感知并能准确定位盆底肌，是盆底修复的第一步。

二、感知你的盆底肌

首先，我们要找到盆底肌，感知盆底肌的位置，如果连盆底肌在哪里都不知道，感觉不到它的存在，也就无法对盆底肌进行训练。接下来，给大家分享几种定位盆底肌的方法。

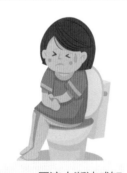

图 1-3　尿流中断法感知盆底肌

1. 尿流中断法

这是定位盆底肌最简单、最直接的方法，而非训练方法。可以通过排尿时收缩阴道和肛门周围的肌肉（即盆底肌），来中断排尿（夹紧阴道）。这个动作可以帮助我们感知盆底肌肉，但只能偶尔进行，毕竟膀胱排空的正常模式是连续排尿，因此 1 周内尝试不能超过 1 次（图 1-3）。

2. 镜像观察

　　斜坐在椅子的边缘或床边，抬高一条腿，同时调整镜子到合适的角度查看盆底（也就是外阴）。将小阴唇扒到两边，收缩盆底肌，同时做呼气动作，观察会发生什么？你应该能看到尿道外口和阴道口关闭、肛门括约肌收缩上提，然后吸气放松。重复这些动作，仔细观察尿道口、阴道口的关闭及肛门括约肌的收缩过程（图1-4）。

　　接下来观察，当你剧烈咳嗽时会有什么现象发生？正常情况下，咳嗽时盆底肌肉能及时收紧，控制住整个盆底，如果出现脱垂/膨出，就说明盆底肌肉薄弱、缺陷或收缩反应缓慢延迟。同样，当活动、锻炼及孕晚期出现脱垂现象也能说明这一问题。

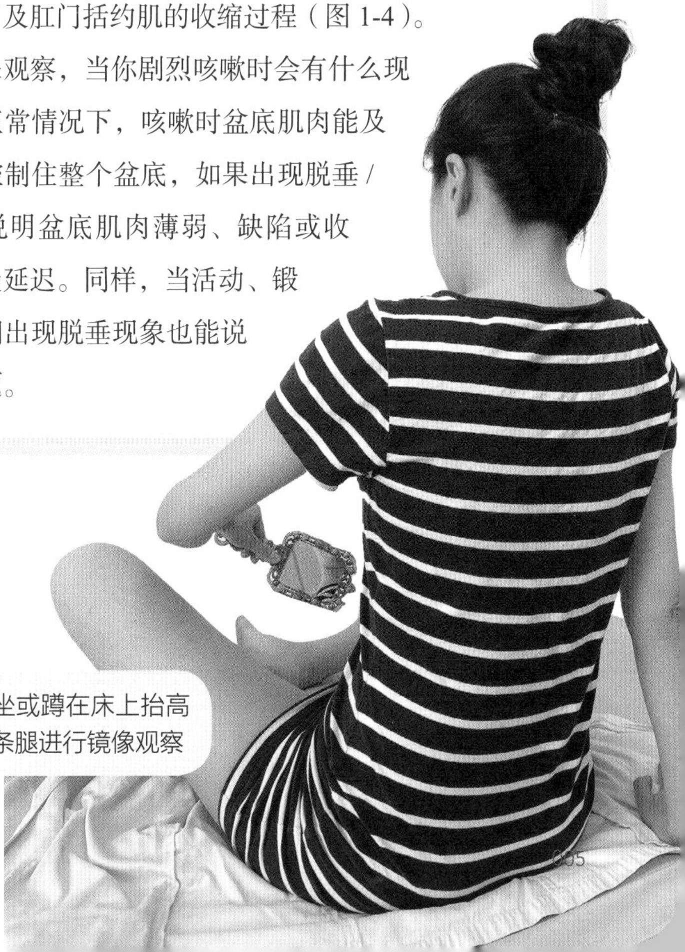

图 1-4　斜坐或蹲在床上抬高一条腿进行镜像观察

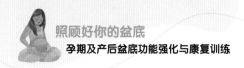

3. 自我反馈，手指感知

修剪一只手的示指和中指指甲，肥皂水洗净双手，将示指或中指插入阴道内 2 ~ 3 厘米，反复锁紧和放松肛提肌，让你的手指感受肌肉的力量。正常情况下，你的手指会感觉被阴道壁紧紧夹住；如果盆底肌肉力量差，会感觉很松弛，甚至感受不到肌肉收缩（图 1-5）。

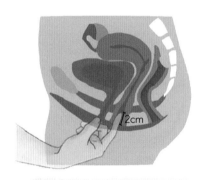

图 1-5　手指插入阴道自我反馈

通过这一方法你能深刻感受到肌肉的力量和强度，如果什么感觉都没有或者感觉力量很小，说明盆底肌肉薄弱无力。向上移动你的手指，沿着上面的阴道壁到阴道顶端，你会觉得很宽敞，当你摸到一个中间有小孔的东西，那就是子宫颈。支持子宫的肌肉组织就是盆底肌，正常情况下子宫颈离阴道口 4 厘米以上，如果低于 4 厘米就是子宫脱垂。注意，如果插入两个手指困难，可用单指，若感觉疼痛表明盆底肌肉可能出现紧张，可以进行牵拉放松后再次进入，如果还是疼痛，则考虑是肌张力高或者有外阴疼痛综合征，须到正规医院接受专业的检查与治疗。孕晚期亦可在专业的指导下进行盆底肌的自我放松，有助于减少分娩过程中的撕裂伤。

4. 吹气球或模拟吹气球

坐在椅子上用力吹气球，你会感觉到骨盆下部（贴近座椅的部位）有个区域在用力，这就是盆底区域。如果把一块毛巾折叠四层或六层垫在臀下（两侧坐骨结节中间区域），保持盆底与毛巾充分接触，感知的效果会更好（图 1-6）！

当坐着用力吹气球时，你的腹部收缩，部分压力指向咽喉方向，部分压力指向盆底。

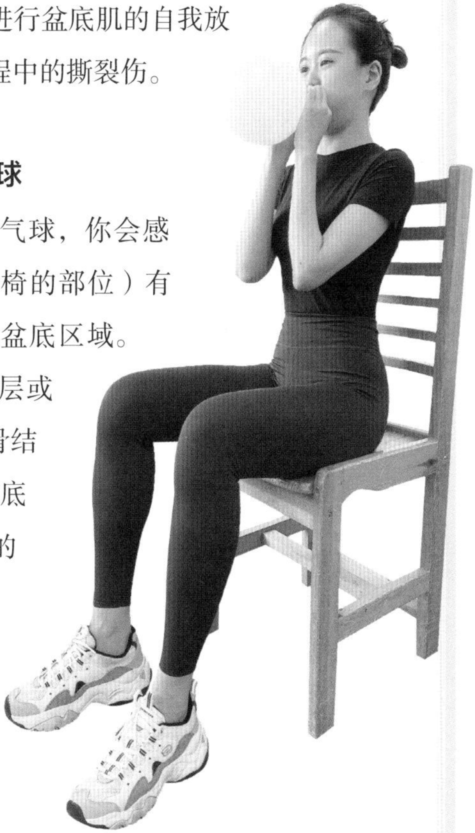

图 1-6　坐着吹气球感知盆底肌

如果盆底肌肉薄弱，腹部的压力会导致急迫的小便感；如果盆底肌肉足够强壮，则可以控制小便，你只感受到肌肉或多或少地向下收缩；如果盆底肌肉非常强壮，它们会和腹部肌肉一起形成向咽喉方向的压力。因此坐着用力吹气球时，人体可能感知到盆底在压力下 3 种不同的反应。

（1）当你吹气球时，你可能会想小便。

（2）感觉盆底向下压。

（3）感觉盆底区域强烈地收缩，甚至往上提。

当然，有哪种反应取决于盆底肌的强度和你对盆底肌的控制程度。

5. 卫生棉条试验

洗净双手，然后将卫生棉条用温水浸湿插入阴道。缓缓插入，尽量放到位，然后慢慢向外牵拉卫生棉条。如果牵拉出来时比较费力，说明盆底肌肉能绷紧；如果牵拉出来时比较轻松，说明盆底肌肉缺乏力量（阴道松弛）。再次放入，向外牵拉的过程中收紧盆底，与之前牵拉时的阻力相对比，若阻力增加，提示盆底肌可能强壮；若无明显变化，则提示盆底肌可能松弛无力（图 1-7）。注意孕期慎用此法。

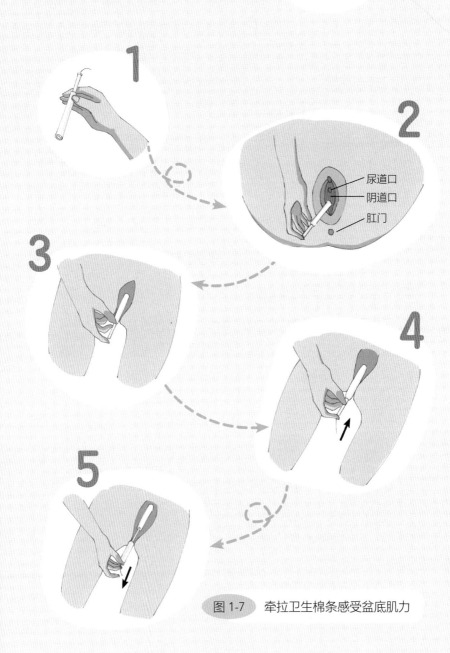

尿道口
阴道口
肛门

图 1-7　牵拉卫生棉条感受盆底肌力

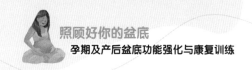
6. 震动器法

震动能使肌肉敏感。许多女性发现使用震动器能达到性高潮，但鲜为人知的是，震动能增强肌肉收缩的能力，提高其强度。如果你将震动器插入阴道并在震动时收紧盆底肌，能明显感觉到震动时盆底肌的收紧，以此来感知你的盆底肌。注意孕期禁用。

三、自我评估盆底肌

通过以上 6 种感知盆底肌的方法，相信你对盆底肌已经有了较为感性的认识，能够找到盆底肌的位置，甚至掌握盆底肌的收缩方法。那么，如何判断盆底肌收缩力量的强弱以及是否有压痛点呢？下面来学习一下吧！

（一）盆底肌肌力评估

目前常用的盆底肌肌力评估有徒手肌力评估和盆底表面肌电评估两种方法。其中盆底表面肌电评估须在医院借助大型设备进行评估，而徒手肌力评估则可以在家中自我完成。

1. 盆底肌徒手肌力评估——改良牛津肌力分级法

测试前先排空尿液，清洗双手和外阴，然后用拇指、示指把小阴唇分开，再将示指或中指插入阴道内 2～3 厘米处，此时收缩盆底肌，感受阴道内肌肉收缩的动作和力量（图 1-8）。

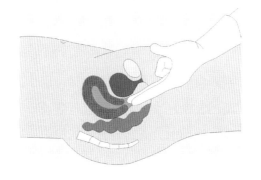

图 1-8　盆底肌徒手肌力评估方法

根据牛津肌力分级标准将盆底肌力量分为 0～5 级，依次如下所示。

0 级：感觉不到任何收缩。

1 级：非常弱的收缩，手指感觉到颤动或搏动。

2 级：微弱收缩，肌肉力量有所增加，但是感觉不到抬举感。

3级：中等程度收缩，能够感受到肌腹和阴道后壁的抬举感。

4级：收缩良好，可以对抗阻力进行阴道后壁抬举。

5级：强有力的收缩，明显感觉到阴道后壁强大的阻力，有强而有力的包裹感。

注意在收缩盆底肌时，尽量用最大力量进行收缩，但不可屏气，不可收缩腹肌、臀部和大腿内侧肌肉来代偿阴道内收缩。了解盆底肌肌力对女性盆底功能恢复至关重要，既可以判断盆底肌肌力的大小，又可以作为能否进行产后恢复运动的衡量标准。例如，进行腹式呼吸以及增加腹压的形体恢复运动时，应结合盆底肌肌力程度来选择恰当的运动强度，避免腹压增加对松弛的盆底带来新的创伤，最好在康复治疗师的指导下科学训练。

经过自我徒手肌力评估后，发现盆底肌收缩无力、阴道松弛时，建议及时到医院进行专业的评估，接受康复治疗和训练。

2. 盆底表面肌电评估

盆底表面肌电评估是经阴道电极记录盆底肌潜在的运动电位，是非创伤性操作，可作为盆底功能早期筛查的工

具，为盆底肌治疗提供量化参考依据，建议产妇在产后 42
天常规到医院进行科学评估。

（二）盆底压痛点自查

除了判断肌力外，还应了解盆底肌疼痛状况。自我指诊评估时，一只手指以 0.4 ~ 0.5 千克力量按压盆底肌。当感到阴道内有压痛点（发生疼痛）时，通常采用视觉疼痛模拟评分（简称"VAS"）进行客观量化疼痛评分，来判断盆底压痛点的疼痛程度（图 1-9）。

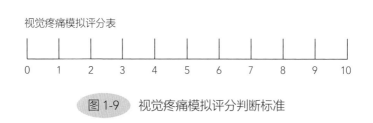

视觉疼痛模拟评分表

0　1　2　3　4　5　6　7　8　9　10

图 1-9　视觉疼痛模拟评分判断标准

VAS 是将疼痛的程度用 0 ~ 10 共 11 个数字表示，0 表示无痛，10 代表最痛，根据自身疼痛程度在这 11 个数字中挑选一个数字代表你的疼痛程度。疼痛严重程度判断标准参见表 1-1。如果查到压痛点可自我深压按揉，切不可在阴道壁表面摩擦；如果条件允许，建议到医院寻求康复评估与科学治疗。

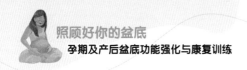

表1-1　视觉疼痛模拟评分表（VAS）

分值	评分标准
0	无疼痛
≤3	有轻微的疼痛，自己能忍受
4~6	有疼痛，但尚能忍受，应给与临床处置
7~10	有强烈的疼痛，疼痛剧烈或难忍

通过了解以上内容，相信你已经对自己的盆底有了初步的认识，并学会了简单的自我评估盆底功能的方法，在下面的章节中，我们将详尽地介绍孕产过程以及生活方式对女性盆底所造成的影响，并针对产后常见的盆底相关问题进行原因剖析、自我评估、日常生活管理和训练指导，希望帮助更多女性朋友恢复盆底健康。

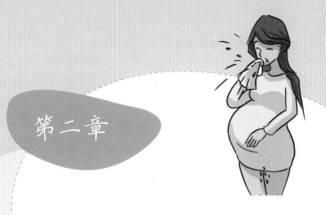

第二章

孕期与女性盆底

孕期中的女性是幸福的，也是伟大的，她们承受着怀孕带来的各种身体变化。随着孕周、孕期身体质量指数的增加，孕期激素水平的变化，骨盆韧带结构的改变，以及增大的子宫对盆底肌持续牵拉，盆底肌肌力逐渐减弱，导致孕期盆底功能障碍的发生率逐渐增加。那么，怀孕过程对女性盆底究竟会造成哪些影响呢？

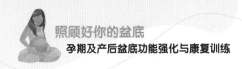
一、孕期对盆底的影响

1. 压迫与牵拉

随着孕期的进展，子宫逐渐增大，尤其到了孕晚期，子宫由孕前的前屈前倾位变成几乎垂直位，造成更大的垂直压力直接压迫在盆底的支持组织上（图 2-1）。

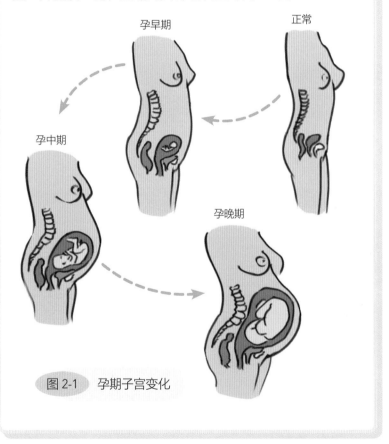

图 2-1　孕期子宫变化

　　孕期体重逐渐增长，运动量却明显减少，导致盆底组织的功能减弱。换个角度来看，盆底肌在孕晚期受到压迫和牵伸，使其获得较好的伸展性，是有利于胎儿娩出的。但是受到长期牵拉的盆底肌会变得薄弱、松弛、无力，可能会出现漏尿、排便无力、便秘等症状（图 2-2），严重影响孕期女性的生活质量。

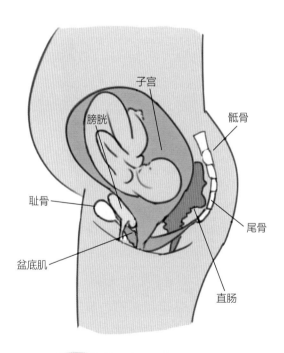

图 2-2　孕晚期盆底受到压迫

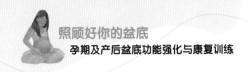
2. 激素水平变化

女性盆底部位的结缔组织对许多激素非常敏感，而孕期激素的影响导致盆底支持组织的薄弱。比如在孕晚期，孕激素、松弛素使盆底韧带胶原纤维的溶解增加，韧带变得松弛，导致肌纤维的收缩强度和持久力减弱，从而引起盆底肌肉、筋膜的张力减弱而松弛无力。"吊网"的松弛使尿道弹性闭合能力下降，丧失了盆底的支持功能，当咳嗽、打喷嚏、运动等腹压增加时出现漏尿、脏器脱垂或盆腔疼痛。

3. 关节韧带变化

女性骨盆由髋骨、骶骨和尾骨组成，它们之间通过耻骨联合、骶髂关节以及韧带连接在一起，而位于其中间的子宫下段、子宫颈、盆底和阴道共同构成了产道。孕晚期，孕妇体内分泌大量的松弛素，可促进骨盆的韧带松弛，使骨盆向两侧打开，产道增宽。这一变化有利于胎儿娩出，同时也是导致部分孕妇出现腰骶部及肢体疼痛不适的主要原因，有的甚至出现骶髂关节错位或耻骨联合分离，出现翻身、走路、上下楼梯等活动受限（图 2-3）。

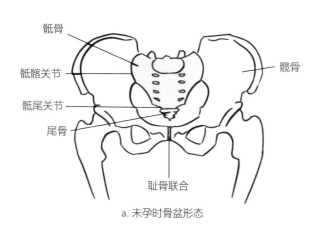

骶骨

骶髂关节

骶尾关节

尾骨

髋骨

耻骨联合

a. 未孕时骨盆形态

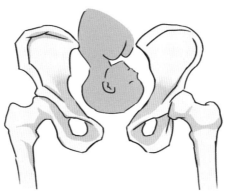

b. 孕晚期骨盆形态

图 2-3　怀孕前后骨盆形态示意图

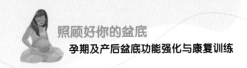

4. 重力轴变化

随着胎儿的生长发育，子宫逐渐增大，孕 20 周身体重力轴开始前移，骨盆前倾和 / 或前移，腰部前凸，为保持身体平衡，孕妇肩胸部后仰，头颈部前伸，形成典型的"孕妇姿势"（图 2-4）。

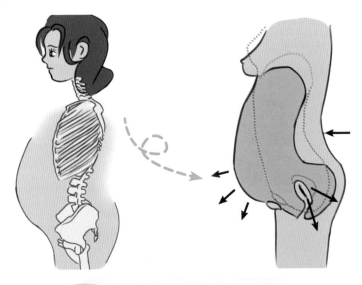

图 2-4　子宫增大导致身体重力轴前移

这样的姿势会使孕妇腰背部肌肉过度代偿，导致腰背部疼痛。所以，孕晚期应注意多摄取钙质，以减轻腰背部疼痛，休息时可在腰背部垫一个软枕，缓解腰背部的紧张，必要时卧床休息。

二、孕期常见问题

怀胎十月才能孕育出一个孩子。相对于人的一生，10 个月不长，但是对于孕妇来说，逐渐长大的胎儿对母体的营养负担和压力负担是逐日增加的（图 2-5）。这些负担会给孕妇带来各种各样的问题，处理不好的话就有可能对孩子的生长发育、孕妇的身体健康产生长期的不良影响，可能因盆底肌肉损伤而造成很多盆底功能障碍问题。

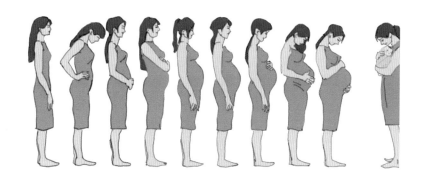

图 2-5　十月怀胎过程

（一）便秘

便秘是妊娠期间最常见的问题，然而，最常见的问题往往容易被忽视，孕期便秘对孕妇的心理和生理都会造成一定的不良影响。

1. 便秘的原因

（1）激素作用： 孕激素、生长抑素分泌增多，胃动素分泌减少，导致结肠传输时间延长；因松弛素分泌原因，导致盆底肌薄弱，无力推动粪便，因此激素水平变化是妊娠期便秘最主要的原因。

（2）机械性因素： 孕期子宫逐渐增大，占据腹腔和盆腔的大部分空间，导致肠道、膈肌、腹肌、盆底肌运动受限，易导致排便障碍；增大的子宫导致盆底肌压力不断增大，使其无力推动粪便。

（3）结肠水分吸收增加： 孕期肾素 - 血管紧张素 - 醛固酮分泌增加，肠道蠕动减慢，可导致结肠水分吸收增加，大便秘结。

（4）饮食、活动因素： 膳食纤维摄入不足，孕期活动量减少，均不利于结肠蠕动。

2. 便秘的危害

（1）妊娠期： 孕妇发生便秘时通常会向下用力排便，腹压增加会对盆底肌和会阴体产生过度压力，加重盆底肌的损伤，引起肛门疼痛，诱发痔疮、肛裂等肛门直肠疾患，同时可引起腹痛、腹胀，严重者可导致肠梗阻，甚至诱发早产（图 2-6）。

（2）**分娩时：** 堆积在肠管中的粪便妨碍胎儿下降，导致产程延长，甚至难产。

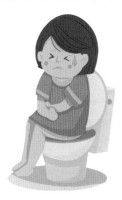

图 2-6   便秘用力排便时腹压增加

（二）压力性尿失禁

年龄、孕次、孕周、孕期身体质量指数增加、尿失禁家族史、胎先露是孕期尿失禁的主要影响因素，25%～55% 的孕妇有尿失禁的症状，最早可发生在孕 17 周，多数发生在孕后期 3 个月。

1. 孕期发生压力性尿失禁的原因

（1）**孕妇因素：** 孕期压力性尿失禁发生的重要原因为孕期肾脏生理性变化、机械性压迫以及孕期内分泌变化。妊娠期血容量增加、肾血流量以及肾小球滤过率增加，最终导致

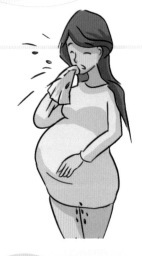

图 2-7　打喷嚏时漏尿

孕期尿量明显增加，膀胱容量和膀胱内压力都增大，而孕期增大的子宫和高水平的激素，使膀胱颈、尿道、盆底肌及结缔组织胶原纤维变性，胶原组织连接减弱，发生张力性松弛，从而导致盆底支持力下降，当尿道内压不能够成比例地加大时，就会发生压力性尿失禁（图 2-7）。

（2）**胎儿因素：**通常认为胎儿的体重增加，容易对母体的膀胱颈以及尿道周围组织产生过度牵拉，此时盆底承受的压力过大，导致盆底尿道横纹肌出现失神经状态，进而引发压力性尿失禁。

2. 孕期压力性尿失禁的危害

（1）**对生活质量的影响：**由于频繁漏尿，会阴部会有异味，导致社交活动时不敢大笑，这些限制严重影响了孕妇正常的生活、工作和社交，影响身心健康。

（2）**对身体的影响：**频繁漏尿，会阴部会比较潮湿，容易引起会阴部红肿、溃烂、湿疹及炎性感染，进而引起尿路感染，严重者可影响双肾功能。

（3）**对夫妻感情的影响：** 由于孕妇惧怕漏尿，生活中过于紧张，害怕同房时出现漏尿，拒绝和配偶进行正常的孕期性生活，而影响夫妻感情。

（三）腰背痛

孕期下腰痛是妊娠期常见的并发症之一，发生率高达 50% ~ 80%，孕期下腰痛会影响孕妇的日常活动，也会加重由于夫妻关系、婆媳关系、担忧分娩安全等多种原因造成的孕妇焦虑和抑郁（图 2-8）。

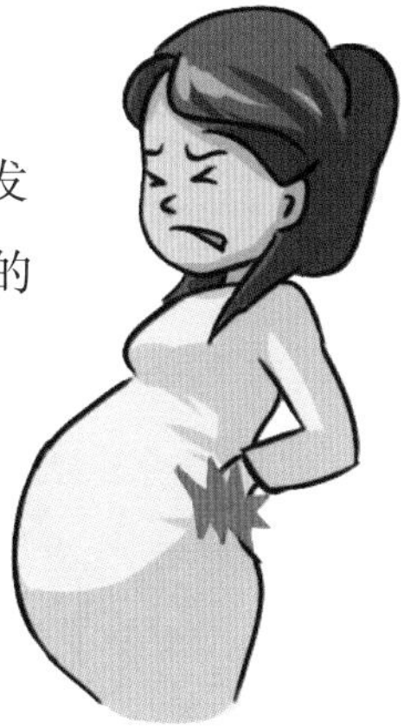

图 2-8　孕期腰痛

1. 孕期腰痛的原因

（1）**孕期体内激素变化：** 怀孕后体内激素变化会让孕妇出现许多妊娠反应，腰痛就是其中之一。怀孕后体内激素发生的改变促使骨盆、腰部及腹部的肌肉、韧带、筋膜松弛，以适应胎儿的生长及日后分娩的需要，然而这些软组织的弹性也会降低，日渐隆起的腹部过度拉伸腹肌与盆底肌，腰部肌肉张力明显增加，易出现劳损而引起腰痛。

（2）**胎儿增大、羊水增多，腰椎负重过大：**这是导致孕妇腰痛的主要原因，怀孕后胎儿及附属的胎盘、羊水等一天天增大、增多，增加了腰椎前方的负荷。为了保持平衡，孕妇站立时骨盆前倾，形成特有的挺腰姿势，腰背肌必须用力收缩，因此腰背肌长期持续收缩，无法放松休息，时间久了会因腰背肌疲劳引起腰痛。

（3）**运动量减少：**怀孕后，孕妇的运动量大大减少，有的孕妇甚至长时间躺坐，运动不足也会造成人的基础体力下降，从而引起孕妇腰痛。

（4）**补钙不足：**妊娠期间，胎儿发育需要大量的钙等营养物质，如果钙摄入不足，容易造成孕妇骨质软化脱钙，也会引起腰痛。

2. 孕期腰痛危害

（1）影响身心健康，容易产生焦虑、抑郁等心理问题。

（2）影响生活质量，孕期腰痛导致活动受限。

孕期常见的问题还有很多，如果不及时处理，轻者影响孕妇整个孕期心情，严重者甚至带来终身不适，因此孕期科学的生活管理和训练指导尤为重要，下一章我们将进一步探讨孕期盆底训练和科学管理的方法。

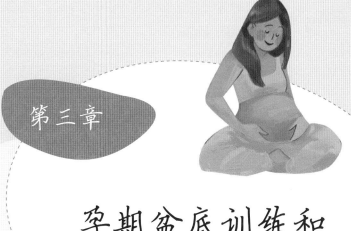

第三章

孕期盆底训练和科学管理

妊娠和分娩是引发女性发生盆底功能障碍性疾病的重要因素，因此孕期的盆底管理已被当今医学界高度重视。国内外相关报道显示，30%～35%的孕妇产后伴有尿失禁症状，超过14.2%的孕妇产后存在盆腔器官脱垂现象，孕晚期是孕妇盆底肌张力下降最为显著的时期，对盆底肌收缩功能恢复具有较大影响。在没有禁忌证的前提下，怀孕16周后开始盆底康复训练，能够有效促进妊娠和分娩期间受损肌肉和神经的恢复，促进孕妇盆底血液循环，减少妊娠子宫对下肢静脉的压迫，减少盆腔内脂肪沉积，减少剖宫产率和阴道助产等难产情况的发生，有效降低孕妇产后盆底功能障碍性疾病的发生率，促进产妇盆底早期恢复。可见孕期盆底康复治疗已成为预防孕期及产后发生盆底功能障碍性疾病的重要举措。

一、孕期盆底训练方法

孕期适当的运动训练能够纠正孕妇下腰部生物力学改变及肌肉松弛现状，达到缓解疼痛、提升腰部肌肉力量的作用，也能改变神经系统的控制水平，调整中枢兴奋的水平，使代谢水平增加，降低人体的紧张度，愉悦身心，缓解因妊娠引起的焦虑和抑郁。

训练盆底肌的同时还要训练腹部肌肉、腰背肌、膈肌等肌群。一方面，因为其特殊的解剖原因，这些肌肉具有相互协同的作用（腹横肌、多裂肌、膈肌、盆底肌统称核心肌群），也就是说在训练腹肌、多裂肌和膈肌力量的同时，也促进这些肌肉与盆底肌之间的运动控制更加协调，这在很大程度上可以避免孕期对盆底的损伤。另一方面，因为盆底区域面积虽小，但是涉及多种复杂的功能，包括排尿、排便、性生活、分娩以及它们所包含的心理含义，比如各种情感（快乐、痛苦、温柔、评价、鼓励、拒绝等），需要将局部精准活动和涉及全身的活动交替进行。

孕期盆底及其他核心肌群的具体训练指导包括以下方面。

（一）膈肌训练

1. 腹式呼吸

（1）**训练体位**：仰卧在瑜伽垫上，双手放在腹部两侧，或一手放在胸部一手放在腹部，双腿屈曲，双脚平放于垫上。全身放松，先轻抬尾骨，再将臀部缓慢向天花板方向抬起（只抬臀部），再轻轻放下，让腰椎更好地与垫面贴合。

（2）**训练动作**：先用鼻缓慢吸气，吸气时腹部、下胸廓向各个方向打开、稍膨隆，感觉好像是空气直接进入腹部，这时若把手放在肚脐上，会感觉手随着呼吸微微抬起。维持3秒或者不维持，用嘴轻轻持续呼气，嘴呈吹蜡烛样，想象吹蜡烛但是不能把蜡烛吹灭，同时，收缩盆底肌和腹部深层肌肉（腹横肌），直至将气体全部呼出，循环5个呼吸/组，休息10～20秒，4～6组/次，3次/日（图3-1）。

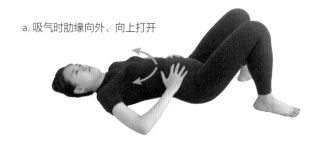

a. 吸气时肋缘向外、向上打开

图3-1　腹式呼吸

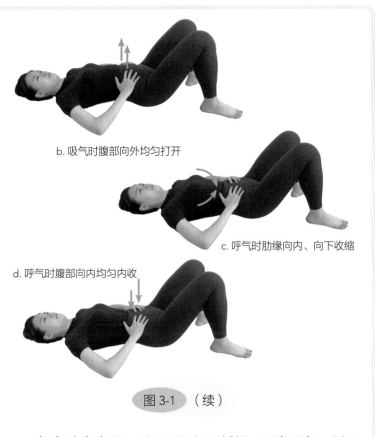

b. 吸气时腹部向外均匀打开

c. 呼气时肋缘向内、向下收缩

d. 呼气时腹部向内均匀内收

图 3-1 （续）

（3）注意事项：呼吸要深长而缓慢，用鼻吸气，用口呼气。屏息维持时间因人而异，呼吸节奏尽量放慢、加深。休息时间自然呼吸，训练过程中不应该出现头晕，若出现头晕说明训练不当、身体缺氧，这时立刻恢复自然呼吸，减少屏气时间。

2. 下犬式

（1）**训练体位：**头部贴向枕头，双手扶着瑜伽砖，双脚踩地，整个身体呈弓形。

（2）**训练动作：**双手分开与肩同宽，双脚分别与同侧手掌在同一条直线上，张开手掌，分开十指，均匀地下压双手，臀部朝向天花板，双腿伸直，脚跟落地（图3-2）。

（3）**注意事项：**注意整个过程中不要挤压腹部，以不疲劳为准，不可勉强。

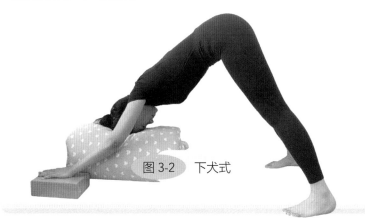

图3-2　下犬式

（二）盆底肌训练

盆底肌训练可减少孕期及产后由于阴道裂口增宽而引起妇科疾病的感染概率，减少盆底肌松弛引起的盆底功能障碍性疾病的发生率。

1. 前后收缩

（1）**训练体位：**仰卧在瑜伽垫上，屈髋屈膝，双脚平放在垫上，让骨盆稍稍后倾，使腰椎尽量贴合于垫面。

（2）**训练动作：**尝试让尾骨主动靠近耻骨，这一练习促进球海绵体肌以及肛门内外括约肌收缩，你可以通过手来帮助控制这一运动，把手放在会阴中心腱处，或者把手放在整个盆底下方，感受盆底肌前后收缩（图3-3）。

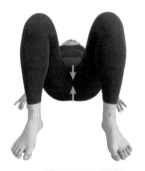 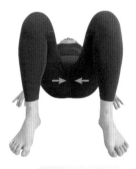

图 3-3　前后收缩　　　　图 3-4　左右收缩

2. 自右向左收缩或自左向右收缩

（1）**训练体位：**仰卧在瑜伽垫上，屈髋屈膝，双脚平放在垫上，让骨盆稍稍后倾，使腰椎尽量贴合于垫面。

（2）**训练动作：**这一收缩为了使两块坐骨主动靠近，参与的肌肉是会阴浅横肌，可以用一只手放在两侧坐骨之间来感受肌肉收缩（图3-4）。

3. 交叉收缩

（1）**训练体位：** 仰卧在瑜伽垫上，屈髋屈膝，双脚平放在床面上，让骨盆稍稍后倾，使腰椎尽量贴合于垫面。

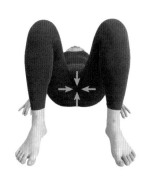

图 3-5　环行收缩

（2）**训练动作：** 尝试同时收缩两条线上的肌肉，你会感觉盆底肌如十字架样的环形收缩，正确的盆底肌训练应进行交叉收缩（环形收缩）（图 3-5）。

（3）**注意事项：** 大多数人的盆底肌都是前后收缩（即呈鸭嘴样收缩），单纯的前后收缩是不可取的，因为这样可能会增加盆底功能障碍性疾病的发生率。当你完全掌握了这两条路线收缩后，即可以进行前后、左右交叉收缩训练，因为最佳的盆底肌收缩方式是交叉收缩，即环形收缩。但是单纯的仰卧位左右收缩难度很大，下面介绍侧卧位收缩和盆底浅 - 深层肌肉的收缩训练。

4. 侧卧位收缩

（1）**训练体位：** 左侧卧位或者右侧卧位，双腿屈髋屈膝，头部和整个脊柱保持在同一直线上。

（2）**训练动作：** 感受盆底肌的收缩，这样可以强化因鸭嘴样收缩而引起的环形收缩不足，也可以着重训练盆底肌相对薄弱的一侧。一般在无治疗师指导下，训练两边侧卧位时间应一样，避免一边时间过长引起的力量过强，而另一边力量不足。在治疗师指导之后判断哪一侧盆底肌后启动（即盆底肌力量相对薄弱的一侧），该侧后续的训练时间应长些，比如右侧盆底肌肌力差于左侧，右侧卧位训练时间应长些（图 3-6）。

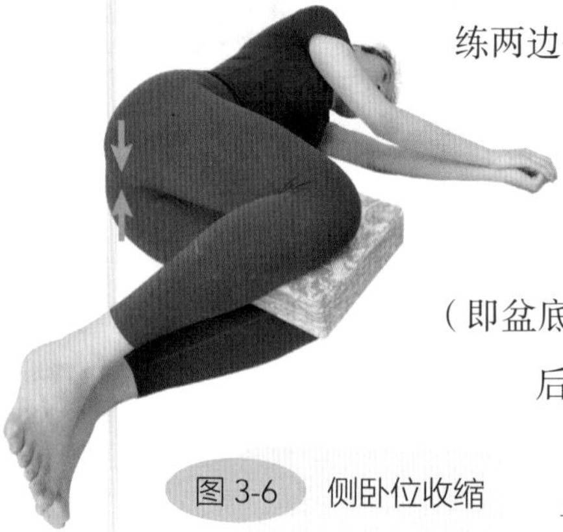

图 3-6　侧卧位收缩

5. 盆底浅—深层肌肉收缩

（1）**训练体位：** 同前后收缩。

（2）**训练动作：** 在环形收缩的基础上，想象盆底肌已经进入了骨盆深部，在浅层收缩后再向上移约 3 厘米，然后再向上移约 5 厘米，呈坐电梯样收缩，即从浅层肌肉到深层肌肉的收缩，随后予以等量逐级放松（图 3-7）。适用于压力性尿失禁、便秘等孕期盆底功能障碍性疾病以及孕期常规盆底功能训练，可预防和降低产后盆底功能障碍性疾病的发生率。

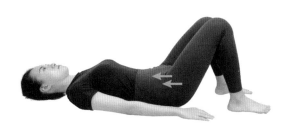

图 3-7　盆底浅层 - 深层肌肉收缩

6. 提肛运动

（1）**训练体位：** 取坐位或卧位。

（2）**训练动作：** 往脊柱方向收缩肛门，如憋大便感觉，收缩肛门括约肌约 3 秒后放松，1 个呼吸回合后重复。10 个 / 组，每组间隔 5 分钟，3 组 / 日（图 3-8）。

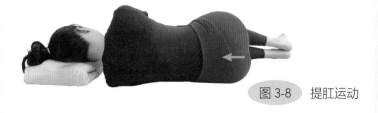

图 3-8　提肛运动

（3）**收缩类型及时间**

慢肌训练（收缩并保持一定时间）：将肌肉收缩数秒（建议 5 秒），之后用双倍的时间来充分放松，5～10 分 / 次，2 次 / 日。

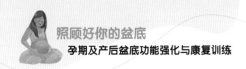
快肌训练（快速强烈地收缩）：更加用力地收缩，只需维持 2 秒，然后充分放松，5～10 分 / 次，2 次 / 日。

（4）注意事项：每次进行盆底肌训练之前都应该排空尿液，防止上行感染。盆底肌强化训练可以增加盆底肌的力量并促进血液循环，从而提高肌肉组织的营养，但如果一味地强化盆底肌可能发生痉挛，会使某些区域紧张度过高，同时失去对许多细微变化的感知能力，拉伸—放松练习可以增加盆底肌的柔韧性，有助于血液循环，营养肌肉组织，所以要始终记得，收缩之后要充分放松。

（三）盆底肌肉拉伸放松训练

1. 拉伸放松方法一

盘坐位，自然呼吸，可听一些音乐放松，双手抓住双足，双足尽量贴合，靠近会阴，双腿屈膝向外张开，腹股沟伸展，脊柱向上挺直，拉伸内收肌，使其放松，保持 5～10 分 / 次，或以孕妇舒适为主（图 3-9）。

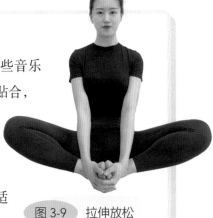

图 3-9　拉伸放松

2. 拉伸放松方法二

坐位，双腿伸直外展，将瑜伽伸展带绑于双脚掌，双手往脊柱方向牵拉瑜伽伸展带，脚后跟向外推，脚趾向上，大腿后侧完全贴向地面，脊柱挺直、稍前倾，保持 5 ~ 10 分 / 次，以孕妇舒适为主，注意不要挤压腹部（图 3-10）。

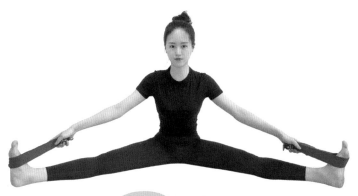

图 3-10　拉伸放松

（四）腹肌和腰背肌力量训练

1. 骨盆扭转运动

（1）**训练体位**：仰卧位，全身放松躺在瑜伽垫上。

（2）**训练动作**：右腿伸直，左腿跨过右腿，双腿交叉，让左膝缓缓倒在右腿前，带动腰部扭转，保持 5 ~ 10 秒 / 次，

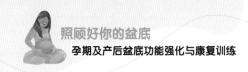
左右交替练习，重复 5 ~ 10 次（图 3-11）。

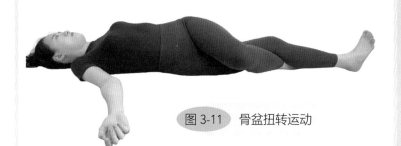

图 3-11　骨盆扭转运动

2. 静蹲练习

（1）**训练体位：**靠墙站立，后背紧贴墙面，腰背挺直，双下肢屈曲，屈髋屈膝 90°，双膝、双脚与肩同宽。

（2）**训练动作：**膝盖朝向与脚尖一致，保持此姿势稳定不动（膝盖不超过脚尖），1 分 / 次，3 次 / 组，1 ~ 2 组 / 日（图 3-12）。

3. 半站立前屈式

（1）**训练体位：**双脚分开，双手放在椅背上。

图 3-12　静蹲练习

（2）**训练动作：**调整呼吸，在呼气时身体前屈，双手放在椅背上，双臂在头两侧向远方伸展，保持双腿伸直，膝关节稳定，注意收紧腹部，整个脊柱均匀地伸展。1分/次，3次/组，1～2组/日（图3-13）。

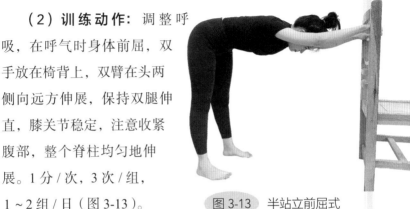

图 3-13　半站立前屈式

4. 战士Ⅱ式

（1）**训练体位：**站立位，头部和脊柱保持同一直线，双腿分开。

（2）**训练动作：**自然呼吸，扩展胸部，两侧手臂水平展开，左腿屈髋屈膝90°，右腿向后伸展，右脚略内扣，肛门和头部保持在一条直线上，保持20～30秒/次，3次/组，1～2组/日，左右交替（图3-14）。

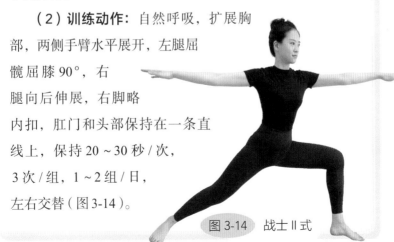

图 3-14　战士Ⅱ式

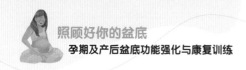
（五）腹肌和腰背肌放松训练

1. 仰卧位手抓瑜伽带式

（1）**训练体位**：仰卧位，全身放松躺在瑜伽垫上。右腿伸展，右脚跟稳稳地落于瑜伽砖上，在左髋旁放一长枕，左腿屈曲放在长枕上，将瑜伽带绕在左脚上（图 3-15a）。

（2）**训练动作**：吸气将左腿向上抬起，呼气将左腿外展，抵抗瑜伽带的拉力，拉伸腘绳肌（大腿后侧的肌肉群）；再吸气保持不动，呼气将右手臂移向旁侧，与右肩平齐，这个姿势停留 5 ~ 10 分 / 次，3 次 / 组，1 ~ 2 组 / 日，自然呼吸，然后两侧交替进行（图 3-15b）。

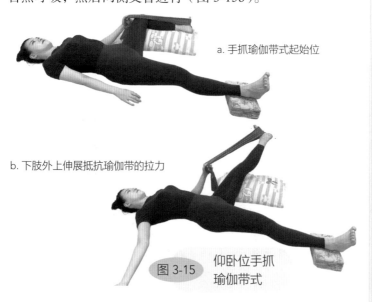

a. 手抓瑜伽带式起始位

b. 下肢外上伸展抵抗瑜伽带的拉力

图 3-15　仰卧位手抓瑜伽带式

2. 仰卧放松

（1）**训练体位：** 仰卧位，躺在厚一点、有支撑力的靠垫或者抱枕上，腰部在垫上。

（2）**训练动作：** 闭上眼睛，双臂外展，胸廓展开，四肢伸展放松，轻柔地腹式呼吸，吸气时放松，呼气时稍稍收缩盆底肌肉，平静放松 5 分钟，慢慢起身（图 3-16a）。孕晚期为了进一步放松背部和腹部，可以使用 2 个长枕承托小腿（双下肢屈曲位）。或用一张毯子折叠 3 次后来承托胸廓和腰部区域（下背部），另一张毯子来承托头部，确保胸部不要向内塌陷，腰和臀部肌肉放松下来，5 ~ 10 分 / 次，2 次 / 组，1 ~ 2 组 / 日（图 3-16b）。

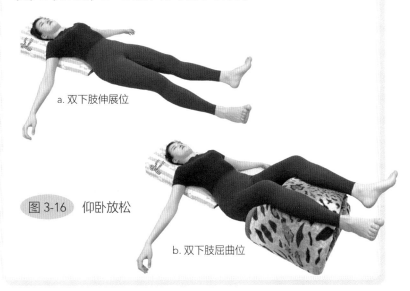

a. 双下肢伸展位

图 3-16　仰卧放松

b. 双下肢屈曲位

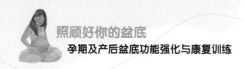
3. 仰卧束角式

（1）**训练体位**：仰卧位，躺在厚一点有支撑力的靠垫或者抱枕上，腰部在垫上。

（2）**训练动作**：在仰卧放松的基础上，使双腿屈曲，脚心相对，5分/次，3次/组，1~2组/日（图3-17）。

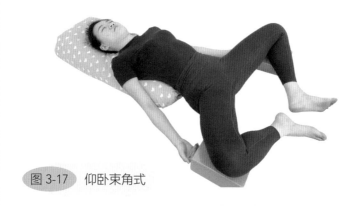

图 3-17　仰卧束角式

（3）**注意事项**：孕期存在耻骨痛者禁做此动作。训练过程中如果出现肌肉酸痛、腹部骨盆区轻微疼痛、头晕等可耐受症状，予适当休息后再行训练；如出现阴道出血、子痫、心慌、胸闷、胸痛、发绀等严重不适状况，立即终止运动，必要时就医。

二、孕期盆底训练禁忌

（一）疾病禁忌

　　孕期如果有先兆流产、前置胎盘、妊娠期心脏病等情况时，禁止进行盆底功能训练。

（二）姿势禁忌

1. **上伸腿式**

　　此体式会向盆底过度施压，可能导致流产（图 3-18）。

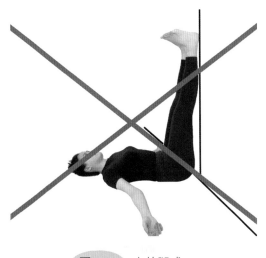

图 3-18　上伸腿式

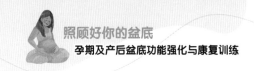

2. 坐立前屈式

此体位会挤压胎儿（图 3-19）。

3. 扭转侧角伸展式

此体式会将子宫内壁拉长使之变薄并挤压胎儿，危及胎儿安全（图 3-20）。

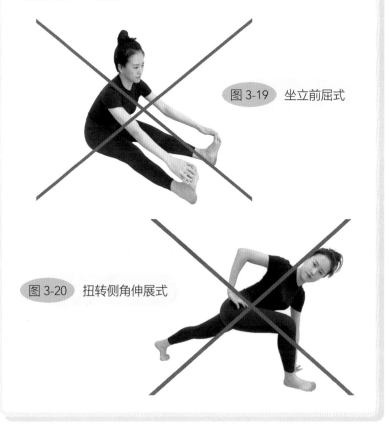

图 3-19　坐立前屈式

图 3-20　扭转侧角伸展式

4. 弓式

此体式会将子宫内壁拉长使之变薄，危及胎儿安全（图 3-21）。

5. 坐立扭转

此体式会将子宫内壁拉长使之变薄并挤压胎儿，危及胎儿安全（图 3-22）。

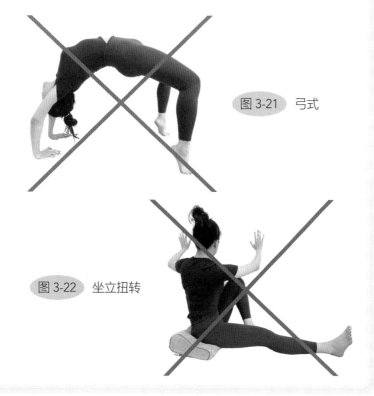

图 3-21　弓式

图 3-22　坐立扭转

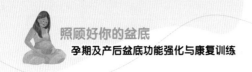
三、孕期日常生活指导

孕妇平安、顺利地度过孕期，就能为自己、为孩子的健康和美满生活打下良好基础，因此科学、规律地安排孕期生活十分重要。孕妇可以制订一个作息时间表，时间安排得相对宽松一些。每天按时间表饮食起居，可以使生活更有节奏，也不会因为过于懒散或过分紧张而影响身体功能，心理上也比较平静和愉快。

（一）便秘的日常生活指导

1. 补充足够的益生元，可润肠通便，促进各种营养吸收。多吃易消化、富含纤维素的新鲜蔬菜和水果。

2. 多补充水分，每日至少喝 1 000 毫升水。

3. 每日进行适当的运动，如散步、适度的家务劳动对缓解便秘都有好处。

4. 养成每天定时排便的好习惯，即使排不出来也要按时上厕所，逐步形成条件反射，建议在晨起或餐后尝试排便。排便时不要看手机，养成专心排便的好习惯。

5. 保持身心愉快及充足的睡眠。

6. 便秘严重时使用缓泻剂，如开塞露、甘油栓，使粪便润滑容易排出。

7. 采用腹式呼吸，进行提肛运动训练。

（二）孕期压力性尿失禁的日常生活指导

1. 孕期压力性尿失禁的发生与孕妇的体重和便秘都有一定的关系。因此，进行饮食结构的调整，多吃高纤维食物 / 水果，保证摄入足够的纤维素，控制体重增长过快。

2. 晚餐后尽量少摄取液体，以减少夜间排尿，夜间排尿注意安全，防止跌倒。注意及时排尿，不要憋尿。勤洗澡、勤换内裤、预防尿路感染。

3. 进行膀胱锻炼。指导孕妇多饮水，有意识地延长排尿间隔时间，以 2 ~ 3 小时排尿 1 次为宜。也可以在排尿过程中中断排尿，使尿道括约肌收缩，提高控尿能力（此种方法 1 周最多只能训练 2 次，防止大脑形成错误的排尿模式）。

4. 采用腹式呼吸，进行盆底肌训练。

（三）腰痛的日常生活指导

1. 孕早期，要注意适度休息，让身体放松、减少疲劳。

2. 孕中期和孕晚期，孕妇不要再继续干粗重的家务活，洗衣服、登高放东西、提重物、背太沉的包等都会殃及腰部。

3. 孕期由于胎儿一天天长大，体重增加，最适宜的运动就是散步，散步时要量力而行，孕晚期散步时需家人陪伴。

4. 保持正确的站姿和坐姿。平常注意多休息，不要久站也不要久坐，如果腰疼得很难受，可以让家人帮忙按摩，但不可用力过大，以免伤及胎气。

5. 合理饮食，避免暴饮暴食，造成体重过重。

6. 在医生的指导下补充钙剂。

7. 进行腹式呼吸和腰背部放松训练。

（四）其他良好的日常生活指导

1. 睡眠充足

与正常人相比，孕妇的睡眠和休息显得更加重要。因为孕妇要负担胎儿的营养供给和代谢物的排泄，还要承受胎儿的重量，每天的体力消耗很大。所以，孕妇应保证每天 8 小时的睡眠，如果条件允许，可以睡一会儿午觉，睡眠和休息时应把腿部垫高，这样可以消除疲劳，促进腿部血液循环和改善腿部肿胀。另外，在工作或散步之后，应休息几分钟，也可起到消除疲劳的作用。

2. 正确的坐起方法

孕妇从平躺到直坐时，腹部肌肉用力较大，容易对胎儿产生刺激。所以，正确的做法是先从平躺转为侧躺，在上肢的支撑下慢慢坐起。

3. 穿着

着装切记要宽松舒适、柔软且透气性好，千万不能为了保持所谓的体形而束腰，这对胎儿的正常发育很不利。另外，孕妇应穿舒适、防滑的鞋，不能穿高跟鞋，否则会加重腰部负担，也容易摔倒。

4. 饮食

孕期要合理饮食，宜吃营养丰富、容易消化的食物，包括肉类、蔬菜、蛋类、骨头汤及各种蔬菜、水果等。切记，不能暴饮暴食，导致营养过剩，也不能吃得过少，导致营养不足，同时也不可挑食。禁忌刺激性食物，如浓茶、酒、辣椒等。饮食不宜过咸，盐摄入多了会促使体内贮水，引起水肿。

5. 勤洗澡，保持卫生

孕妇的新陈代谢比较旺盛，容易出汗，皮肤、黏膜、阴部的分泌物也较多，这些分泌物如果不及时清洗，会使孕妇感到不舒服，甚至心烦意乱，影响睡眠，也影响心理状态，这对孕妇的健康和胎儿的发育不利。所以，孕妇应该经常洗澡，特别要注意外阴部的清洁，并经常换洗内衣、内裤，洗澡时采用淋浴，不要盆浴，以免逆行感染。

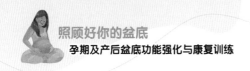
6. 正确的站立和行走姿势

孕妇在站立时应将两腿适当分开，让身体重量均匀落在双腿上，避免总用一条腿支撑身体而导致疲劳，甚至导致身体畸形。孕妇走路时，要尽量保持身体平衡，采用抬头、伸直后背的方法最好，以保持身体平衡，也不容易摔倒，但也不需要过于直立身体，否则会使孕妇感到腰部不适和疲劳；千万不要低头弓背走路，因这样的姿势会使身体的重心前移，容易摔倒。

7. 外出

孕妇最好不要出远门，必须离开所在地区时，应尽量安排在孕中期，因为孕中期的状况一般比较平稳，但要注意有人陪同外出。

8. 适度劳动

孕妇可以参加一定程度的劳动或运动，但在从事这些活动时，不能感到劳累，不能压迫腹部。有流产史的孕妇更应该掌握合适的运动量。一般来说，比较轻松的家务劳动、散步、舒缓的保健操等是适合孕妇的；跑步、跳跃、球类运动等过于激烈或震动性大的运动不适合孕妇。孕妇在活动中还要注意间歇性休息，不要长时间站立或总是保持一个姿势。

四、孕期体重管理

研究发现，孕期体重增长过快会加重盆底肌损伤（产后易发生盆腔脏器脱垂、漏尿、便秘、大便失禁、性交痛、无性快感等盆底功能障碍性疾病），增加妊娠高血压、妊娠糖尿病等并发症的风险，胎儿也容易发育成巨大儿，引发难产，剖宫产的概率也会相对增高，还会增加宝宝患先天性疾病的概率；而孕期摄入的营养较少，易导致孕期体重增长过慢、胎儿生长受限，影响胎儿智力、体格发育等。由此可见，开展孕期营养及体重管理等健康教育，提高体重管理知识的知晓率，对确保优生优育至关重要。

（一）孕期体重增长过快的管理

做好孕期全程体重记录，制订合理的体重增长目标离不开身体质量指数（BMI），BMI= 孕前体重（千克）/身高（米）× 身高（米），例如你的孕前体重是 50 千克，身高 1.60 米，那么 BMI=50÷（1.6×1.6）=19.53，可见每个人的 BMI 指数与体重呈正向相关，所以孕期体重增长速度的管理应根据孕前体重而定（表 3-1）。

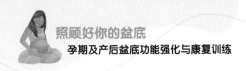

表 3-1 单胎孕妇不同妊娠阶段体重增长速度及适宜范围表
[美国医学研究所（IOM）指南（2009 年）]

孕前 BMI(kg/m²)	孕期增重目标（千克）	孕中晚期速度（千克/周）
< 18.5（消瘦）	12.5 ~ 18.0	0.51（0.44 ~ 0.58）
18.5 ~ 23.9（正常）	11.5 ~ 16.0	0.42（0.35 ~ 0.50）
24.0 ~ 28.0（超重）	7.0 ~ 11.5	0.28（0.23 ~ 0.33）
> 28.0（肥胖）	5.0 ~ 9.0	0.22（0.17 ~ 0.27）

注：双胎孕妇孕期总增重推荐值，孕前体重正常者孕期可增重 16.7 ~ 24.3 千克，孕前超重者孕期可增重 13.9 ~ 22.5 千克。

可以按照孕周在 BMI 曲线图上全程记录属于自己的体重增长曲线图（表 3-2）。如果你的体重增长数值控制在上限与下限之间，说明你把体重管理得非常好！

表 3-2 BMI 曲线图

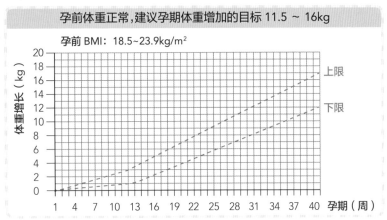

孕期科学管理体重可以分为两期。

孕早期——由于妊娠反应使孕妇食欲缺乏，而且在孕早期胎儿还较小，所以，孕妇们不必增加过多的体重就能满足胎儿的需求，理想的体重增加是 1～2 千克。但有些孕妇妊娠反应比较严重，吃不下东西，体重不但不增长，还可能有所下降。

孕中晚期——这是胎儿开始快速增重的时期，孕妇食欲改善，食量增加，需要合理饮食，控制体重。一般来说，孕中期到孕晚期每周理想的体重增加量是 0.3～0.5 千克，孕前肥胖的孕妇在孕中期到孕晚期每周增加理想体重约 0.3 千克。

1. 均衡膳食

孕妇在确保宝宝有充足营养摄入的同时，如何兼顾自己的健康和体型？均衡膳食是关键！良好的膳食习惯，不但有益于产后母乳分泌，还有助于孕妇体重的保持。各位孕妇不妨在饮食中注意以下几点。

（1）**减少碳水化合物的摄入：** 减少米饭、面条、馒头等主食的摄入，可以选择糙米、藜麦等粗粮代替。粗粮、细粮要搭配，让不同主食之间的营养可以互补。

（2）**适量增加高蛋白质食物的摄入：** 富含动物蛋白的食物有牛奶、鱼肉、牛肉、羊肉等；富含植物蛋白的食物有黄豆、黑豆等。

（3）**少食多餐：** 荤素比例要适当，多吃新鲜蔬菜、低

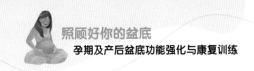

糖水果，少吃糖分较高的食物。

2. 科学运动

对孕期体重增长过快的孕妇来说，及时进行科学合理的运动，不仅能帮助孕妇管理体重、加速产后的恢复，还能让分娩更顺利。孕妇在身体许可的情况下除了散步，还可以进行相关的有氧运动，增强体能，控制体重，比如慢跑、游泳、瑜伽、普拉提、器械等（表 3-3）。

（1）**散步**：散步作为最安全、方便的孕期运动方式，是孕妇的最爱。在孕期多散步，不仅可以帮助消化、促进血液循环，还能增进耐力，对分娩有很大的帮助。散步的时间可根据孕妇体能自行调整，一天 30 ~ 60 分钟即可。

（2）**孕妇瑜伽或普拉提**：为保护孕妇的安全，需寻找专业的瑜伽或普拉提老师进行指导训练（图 3-23）。

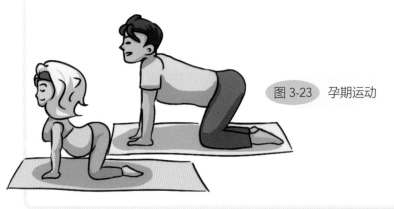

图 3-23　孕期运动

表 3-3　不同体质的孕妇适合的运动项目

孕妇怀孕前类型	适合运动的项目	运动频率
从不运动或偶尔运动型	散步、呼吸训练、坐姿放松练习、仰卧摆腿	每周 2 ~ 3 次
停止运动型	散步、呼吸训练、坐姿放松练习、仰卧摆腿、游泳	每周 3 ~ 4 次
规律运动型	快走、游泳、瑜伽、普拉提	每周 4 ~ 6 次

　　安全起见，对于体质较差或从不运动的孕妇，需根据自身身体素质调整运动强度和运动时间。运动要循序渐进，运动强度要适中，不要勉强。对平时有运动习惯的孕妇要鼓励其孕期继续坚持运动，但进行中高强度运动时，应在专业人员指导下或家人陪伴下进行。运动过程中或运动后有任何不适或异常，及时停止，必要时就医。

（二）孕期体重增长不足的管理

1. 做好孕期全程体重记录（同妊娠期体重增长过快的管理）。

2. **膳食管理**
　　（1）咨询医生或营养师，结合自己记录的饮食日记，

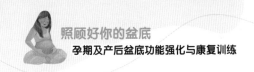
改善食物的摄取量。

（2）少食多餐：需要增重的孕妇每天可吃 4～6 餐，即在正常三餐后两小时适当添加一些点心。增加用餐次数是很有效的增重办法，而且更容易控制体重的增加。

（3）增加碳水化合物的摄入，如米饭、土豆、面包、麦片粥和其他谷类制品等。烹饪时，添加酸奶油、奶酪和黄油等调味品，以增加脂肪的摄入量。

（4）多摄入富含蛋白质的食物，如肉类、坚果类、蛋类、鱼类、蔬菜、水果等。

（5）随身准备些健康小零食作为点心，如全脂奶酪、饼干、酸奶、干果、坚果。这样在保证摄入食物营养足量的同时，也能增加热量摄入。

（6）保持好心情：孕妇每天保持乐观、愉快的心情，能促进食欲，有利于摄入更多能量，帮助增重。

（7）养成合理的作息习惯，保证充足、良好的睡眠，提高免疫力。

五、孕期能愉快地"啪啪"吗

孕期性生活是不可避免的话题，妊娠与性生活并不是完全对立的，多项研究结果表明，在怀孕的前 3 个月，应该禁止性生活；在怀孕的中期，可以进行有节制的性生活；在怀孕的后 3 个月（即第 28 周以后），应该禁止性生活。孕期受母体羊水、宫颈口黏液等保护，在正常妊娠情况下夫妻进行适当的性生活并无害处。美国妇产科学会提出，孕期进行安全、科学的性生活，远比禁欲重要得多。孕期进行一定频率、安全的性生活不仅有利于增进夫妻感情，且有利于胎儿对母体子宫收缩的耐受。针对妊娠不同时期性生活的安排是有所区别的，那么，孕期有哪些"啪啪"的姿势相对安全以及有哪些注意原则和事项呢？

（一）孕期"啪啪"相对安全的体位

1. 男立体位

孕妇躺着并张开双腿，男方保持站立姿势；男立体位不容易压迫到孕妇的腹部，还能调整结合的深度（图 3-24）。

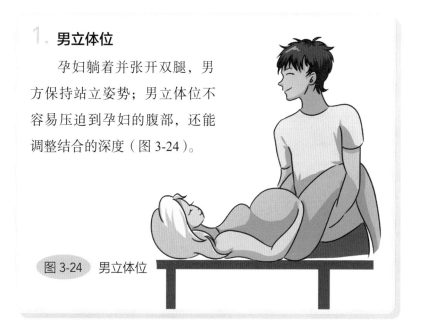

图 3-24　男立体位

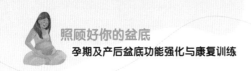

2. L形体位

侧身抱起孕妇的双腿，两人形成 L 形；该体位不会撞击到孕妇的腹部（图 3-25）。

3. 后侧体位

两人面向同一方向侧身躺着是最安全的体位，不会直接压迫孕妇的腹部及损伤阴道或子宫口（图 3-26）。

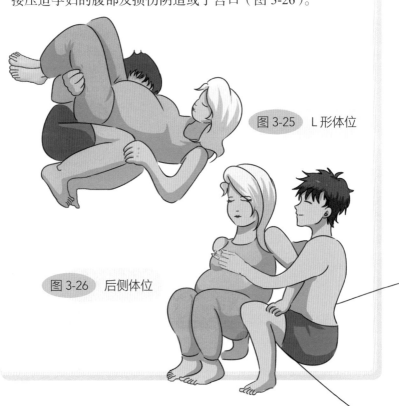

图 3-25　L 形体位

图 3-26　后侧体位

4. **交叉体位**

男方稍微侧身，孕妇将上面的一只脚抬高放在男方的肩上或枕头上，这样会比较舒服（图 3-27）。

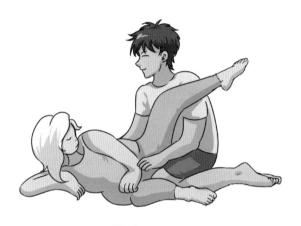

图 3-27　交叉体位

（二）孕期"啪啪"原则

1. 不能直接压迫或撞击孕妇腹部。

2. 不要给予子宫直接的强烈刺激。

3. 男性的生殖器不要插入过深。

4. 夫妻双方均是自愿的。

（三）孕期"啪啪"注意事项

1. 性生活前孕妇应先排空膀胱，清洗外阴，丈夫也要清洗生殖器。

2. 性生活时丈夫应采取"和风细雨"的方式，抚触孕妇的身体，包括大腿内侧、乳房周围等位置，以调动孕妇的"性"趣，切忌粗暴激烈、急风暴雨。

3. 以阴茎插入阴道前1/3为主，动作要缓和，避免过强刺激。

4. 考虑孕妇体能，每次性生活时间控制在 10 分钟左右，时间不宜过久。

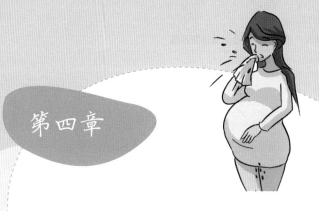

第四章

产后女性盆底变化

在第一章里我们讲过女性盆底在怀孕的不同时期会发生许多变化，然而分娩过程以及产后不良的日常生活方式和习惯同样会对盆底产生很大的影响。之所以这样说并不是小题大做，仅希望为您产后的日常生活管理提供更多的帮助和指导。

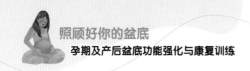
一、分娩过程对盆底的影响

十月怀胎，一朝分娩！当一个新生命呱呱坠地来到人间时，全家人都沉浸在喜悦之中，母爱的伟大在这一刻的写照是最深刻的！都说女人生孩子犹如九死一生，除了他人无法体会和感受的疼痛，还会造成盆底严重的创伤和损害，埋下盆底功能障碍的隐患！

1. 盆底损伤

在孕妇临产时，子宫开始规律收缩，子宫口扩张，宫缩的推动力将胎儿推入阴道腔，给阴道壁和阴道口带来较大的冲击，使孕期已经受到长期压迫而松弛的盆底肌肉再次受到极度牵拉和扩张，甚至造成会阴撕裂伤、肛提肌断裂和/或会阴神经损伤等问题（图 4-1）。

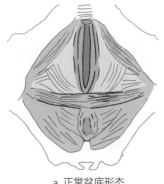
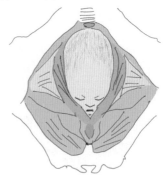

a. 正常盆底形态　　　　　　　b. 分娩时盆底形态

图 4-1　　正常盆底与分娩时盆底形态示意图

我们在产后盆底康复工作中就遇到过很多盆底肌严重损伤的患者，真的非常痛心，希望能够通过科学的治疗和知识普及，减少她们的痛苦，这也是我们执着进行孕产盆底康复，为促进女性盆底健康和保持人格尊严而努力奋斗的初心。

2. 耻骨联合分离

胎儿的娩出过程不仅对女性盆底软组织产生影响，对骨盆的影响也较大。孕晚期，在松弛素的作用下，骨盆周围及盆底的肌肉、韧带变得松弛，关节间隙增大，尤其是耻骨联合间隙增宽，有利于胎儿娩出。在分娩过程中由于骨盆过度扩张或用力不当，耻骨联合处会发生过度分离或错位，引发耻骨联合分离（图4-2），导致孕晚期或产后出现耻骨联合处疼痛，表现为翻身困难、"鸭步"步态，尤其

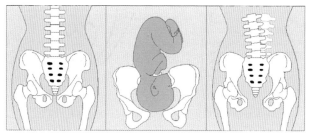

正常盆骨　　　　　　　　产后盆骨

图4-2　女性分娩后骨盆扩张状态

上下台阶时疼痛感更加明显。然而，骨盆关节的移位、分离会严重影响盆底肌的修复。

3. 尾骨外翻

在胎儿娩出的瞬间，胎头过度用力冲击尾骨而使尾骨向外扩张，导致骶尾关节错位（图4-3），出现产后骶尾部疼痛，宝妈尤其不敢采取坐位。有的宝妈因骶尾部疼痛，坐位时用一侧臀部（坐骨结节）负重，使骨盆倾斜，加重盆底肌功能失调。

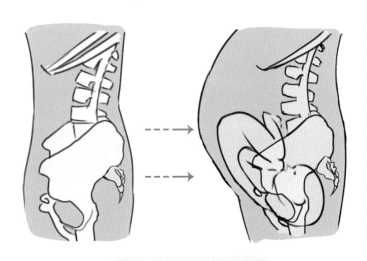

图4-3　分娩时尾骨向外扩张

4. 侧切瘢痕

为了宝宝顺利娩出，防止产妇会阴撕裂，经常采取会阴侧切术以保护盆底肌肉。尤其在急产、难产时，侧切伤口相对更大一些，给女性的盆底肌带来创伤并留下瘢痕。通常伤口会痛几天，如果切口较大、较深，疼痛会持续一个月或更长时间。当胎儿和胎盘娩出后，就开启了子宫复旧过程，阴道内会有血性恶露排出，对侧切瘢痕或撕裂伤口产生刺激，易引发局部感染而影响切口愈合，有时切口周围组织还会出现增生、麻木、刺痛等感觉障碍。由于疼痛，产妇不敢活动、不敢如厕，常常导致排尿、排便困难，甚至出现产后性交痛、阴裂口增宽等问题（图 4-4）。

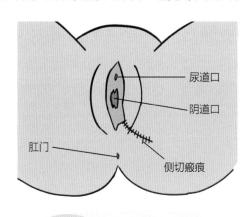

图 4-4　分娩后的侧切瘢痕

读到这里，你也许后悔当初选择了侧切产？可以肯定地告诉你，及时采取会阴侧切术，可以避免分娩困难而造成的盆底肌撕裂伤，如果撕裂伤达到Ⅲ度以上，会损伤肛门括约肌或直肠黏膜，甚至造成肛瘘。

那么，是不是剖宫产就会避免盆底肌损伤呢？答案是否定的，只要经历了怀孕过程，盆底就会受到长期的压迫和牵拉，盆底肌同样会变得薄弱、松弛、无力，出现不同程度的损伤。而且剖宫产在腹部内外留下的瘢痕，会形成软组织粘连，造成腹部筋膜的张拉结构异常，出现人体生物力学的改变，继发身体各种功能障碍，产生不适或疼痛。

二、日常生活方式对盆底的影响

您可能会问："产后生活方式也会对盆底有影响吗？"是的，真的不是危言耸听。在女性分娩后 3 ~ 6 个月内，激素水平仍未恢复正常，盆底肌肉韧带仍处于松弛状态，此时骨盆的稳定性极差。日常生活方式如不当的坐姿、哺乳姿势或经常蹲着做家务等行为习惯，均会加重在孕产过程中已经"松垮"的骨盆倾斜或移位，影响产后骨盆的闭合，而骨盆闭合不良或倾斜又会影响盆底肌的修复，形成恶性循环（图 4-5、图 4-6、图 4-7）。

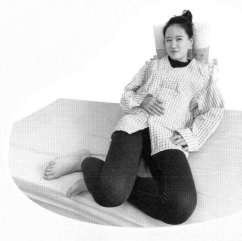

图 4-5　不当的坐姿

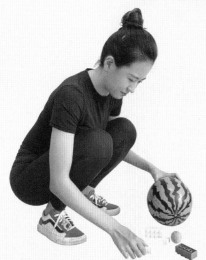

图 4-6　久蹲

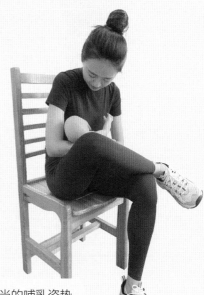

图 4-7　不当的哺乳姿势

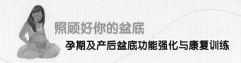
　　还有一种行为虽然伤害盆底却无法避免，宝妈们又是乐此不疲的，那就是抱娃！过来人都有过这样的经历，我们习惯的抱娃姿势是这样的——腹部前凸、腰部塌陷、头颈前伸，这种抱娃姿势显然是错误的，不符合人体的生物力学（图 4-8）。因为女性

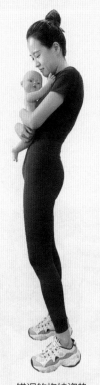
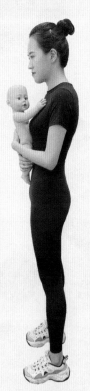

a. 错误的抱娃姿势　　　　　　　　　　b. 正确的抱娃姿势

图 4-8　抱娃姿势示意图

在经历怀孕与分娩后，腹直肌会出现不同程度的分离，腹壁肌肉明显松弛，躯干失去核心稳定控制，宝妈会通过改变身体力线使骨盆前移，再用松弛的腹部承托着婴儿。这种错误的抱娃姿势不仅使腰背部肌肉过度代偿用力，导致出现腰背疼痛，还会增加腹压、加重盆底肌的负担，进一步损伤盆底肌。

女性经历的妊娠和分娩对女性的盆底算是一次严峻的考验，导致盆底肌、筋膜、骨盆等结构／功能受损，而产后错误的日常生活方式和不良习惯更是让产后的盆底"雪上加霜"，严重影响盆底肌肉、筋膜、韧带、骨盆的修复。所以女性分娩后自我管理不当，会加重盆底肌损伤、骨盆旋移，或耻骨联合分离长期不愈，进而导致盆底功能障碍性疾病的发生，这也是目前产后女性高度重视产后盆底功能训练的重要原因。

目前，盆底功能障碍性疾病已成为女性常见病，表现为排尿异常、排便异常、盆腔脏器脱垂、性功能障碍、慢性盆腔痛等，如打喷嚏、咳嗽或大笑时漏尿，尿频、尿急、憋不住尿，产后便秘或大小便失禁，阴道前后壁膨出、子宫脱垂、阴吹、性冷淡或性交痛，盆腔疼痛等症状，在后面的章节里我们将进行详细讲解。

第五章

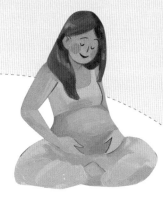

产后盆底肌家庭训练

女人天生爱美，所以经常会去做面部保养。而如今，注重生活品质、懂得珍爱自己的宝妈们在关注面部保养的同时也开始关注自己的"另一张脸"——盆底的养护。随着文化程度以及生活水平的提高，人们对盆底康复的认知度越来越高，不想自己像长辈一样饱受排尿、排便、性功能障碍、脱垂以及疼痛等问题的困扰。可是，盆底肌训练什么时候开始介入？自己在家里又该如何进行盆底肌训练呢？下面这章我们要向大家介绍盆底肌家庭训练的内容。

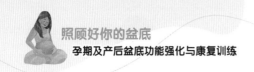
一、产后盆底肌训练的最佳时机

产后 6 个月内是盆底功能恢复的黄金期，盆底修复应遵循"早诊断、早治疗、早康复"的原则。建议产妇在产后 42 天复查时，常规进行盆底功能筛查，及早发现盆底问题，并由专业的康复治疗人员制订个性化的康复方案。如果产后不及时修复盆底，随着年龄的增长，激素水平逐渐下降，盆底肌变得更加松弛无力，盆底功能障碍性疾病的临床症状会越发严重。我们在临床工作中经常见到很多中老年女性出现不同程度的尿失禁、子宫脱垂、性功能障碍等盆底功能障碍性疾病，经过盆底康复治疗后，症状也有一定的改善，但疗程相对较长。因此，产后女性应尽早进行盆底修复，最大程度地优化盆底功能状态，找回健康而充满活力的盆底！

二、产后盆底肌训练的原则

产后早期是女性心理最脆弱、身体最虚弱的时期，为了预防产后各种后遗症的发生，遵循盆底修复应尽早开始的原则，我们尤其应该注重盆底康复训练的黄金期。但产后早期气血虚弱，盆底肌训练前需注意观察恶露是否干净，运动强度不可过大，可根据自己的身体状况逐渐加入盆底肌训练的队伍中来，早日恢复健康盆底，拥有自信人生。

产后盆底肌训练的主要目标是提高盆底肌肉收缩能力，预防和治疗盆底功能障碍性疾病，改善生活质量。但考虑到产后女性身体比较虚弱，精神状态不佳，还有夜间喂养宝宝的辛苦状态，建议盆底肌训练应循序渐进，绝不可操之过急。如果产后出现下面的问题，你需要到医院接受专业的盆底康复治疗，不可在家盲目训练。

1. 妊娠及分娩过程中盆底组织有明显损伤。

2. 产后子宫复旧不良。

3. 妊娠期及产后出现各种尿失禁，如咳嗽、大笑、打喷嚏漏尿，或尿频、尿急等。

4. 妊娠期及产后便秘，如排便无力、排便困难等。

5. 产后出现生殖道膨出、盆腔脏器脱垂等临床体征者，如轻、中度子宫脱垂，阴道前、后壁膨出等。

6. 产后阴道松弛、阴道痉挛、性生活不满意、性交痛者。

7. 产后反复阴道炎、尿路感染非急性期发作者。

8. 产后出现腰背痛、腹痛、产后抑郁，或需要骨盆结构调整者。

三、家庭训练方案

获得良好运动表现的最好方式就是练习，若想产后尽快恢复盆底功能就应该尽早进行盆底肌修复训练。我们将盆底肌家庭训练分为四个时期：修养期（产后42天内）、恢复期（产后42天～3个月内）、强化期（产后3～6个月）、提升期（产后6个月以上）。

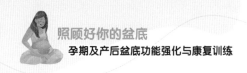

（一）修养期（产后 42 天内）

修养期以静养为主，少动但不可不动。顺产 2 周时恶露量逐渐减少，颜色变为淡黄或褐色，即可开始产后恢复。有侧切或撕裂伤口时，要根据自身情况决定开始时间，不要急于大运动量练习。早期的呼吸训练可以改善孕期膨隆的腹部对膈肌和胸廓的运动功能限制，恢复正常的呼吸方式。但是产后早期尽量不要练习腹式呼吸，避免因腹式呼吸形成的腹压对刚刚分娩后虚弱的盆底施加压力。

1. 呼吸训练

（1）训练体位： 仰卧或坐位，选择自己最舒服的体位，把手轻轻放在两侧肋骨上，以帮助自己感受呼吸时胸廓的隆起和内收运动。

（2）训练动作： 深吸气，将胸腔向外打开，肩膀向后打开，感觉胸部的隆起（肋骨向外、向上扩张），然后缓缓呼气，向内、向下放松肋骨。这样重复做几次，熟练之后可以把手放下来练习。5 ~ 10 分 / 组，2 ~ 3 组 / 日（图 5-1）。

图 5-1 呼吸训练

（3）**注意事项：**早期训练宜循序渐进，不可操之过急。吸气时轻轻打开胸廓，吸气末端不要吸到极致，不要向盆底施加压力，避免出现盆底下坠感。待呼吸肌功能逐渐恢复后，开始进行腹式呼吸训练。

2. 盆底肌感知训练

（1）**训练体位：**仰卧或坐位，选取自己最舒服的姿势，想象着自己的身体呈一条直线，要求腰背部挺直、肩部下沉。坐在瑜伽球上更有利于感知盆底肌。

（2）**训练动作：**用心去感知自己的盆底肌，或轻轻晃动瑜伽球，运动想象着盆底肌放松打开如花绽放，收缩如花即受到外力触碰立即闭合的画面，反复进行运动想象训练，来感知盆底肌的收放过程。5～10分/组，2～3组/日（图5-2）。

（3）**注意事项：**以注重想象感知训练为主，不必苛求盆底

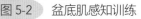

图 5-2　盆底肌感知训练

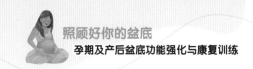

肌的大幅度收缩、放松训练，以免加重产后盆底的负担，可在分娩 2 周后开始低强度的盆底肌收缩、放松训练。

3. 骨盆前后滚动训练

（1）**训练体位：**仰卧于床上，屈髋屈膝，双膝间夹一个球，双脚平放在床面上，双脚间距离与髋同宽。

（2）**训练动作：**吸气时腰部抬离床垫，呼气时腰部向床垫贴紧，即骨盆的前倾与后倾运动。保持呼气时盆底肌及腹横肌激活，有节奏地收缩盆底。5～10 分 / 组，2～3 组 / 日（图 5-3）。

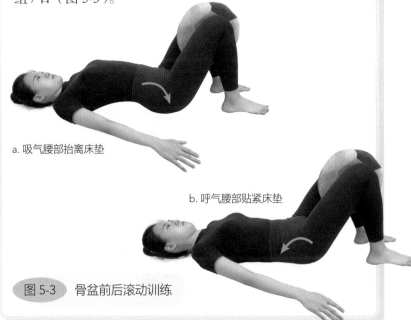

a. 吸气腰部抬离床垫

b. 呼气腰部贴紧床垫

图 5-3　骨盆前后滚动训练

（3）**注意事项：**骨盆的运动范围不可过大，只做轻微的前后倾感知运动即可。尤其存在严重腹直肌分离的宝妈，产后早期禁止做骨盆前后倾运动，以免影响腹直肌的修复。早期不必苛求盆底肌大幅度收缩与放松，以免加重产后盆底的负担。

4. 骨盆上提训练

（1）**训练体位：**仰卧于床上，屈髋屈膝，双膝间夹一个球，双脚平放在床面上，双脚间距离与髋同宽。

（2）**训练动作：**用鼻吸气，胸廓扩张。用口呼气时，右侧骨盆上提向同侧肩部方向，右侧腰缩短，衣服出现皱褶，双脚踩推床垫。再吸气放松，还原骨盆。左右交替，5~10分/组，2~3组/日（图5-4）。

（3）**注意事项：**训练时，收紧腹部，腰部尽量贴近床垫。有耻骨联合处疼痛者，不宜做该动作。

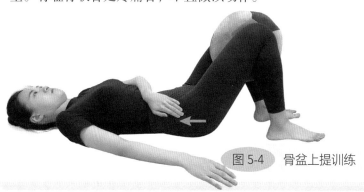

图5-4　骨盆上提训练

5. 髋的稳定练习

（1）**训练体位**：仰卧于床上，屈髋屈膝，双脚平放在床面上，双脚间距离与髋同宽。

（2）**训练动作**：双手稳定好骨盆，左侧下肢不动，吸气时右侧下肢外展、外旋，呼气时逐渐伸直右下肢，足尖内旋。然后再恢复到下肢屈曲位。左、右下肢交替进行，5个/组，2~3组/日（图5-5）。

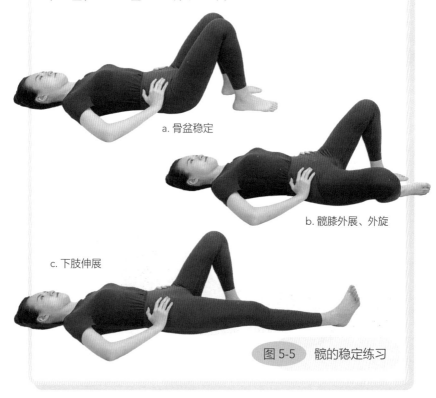

a. 骨盆稳定

b. 髋膝外展、外旋

c. 下肢伸展

图 5-5 髋的稳定练习

（3）**注意事项：**有耻骨联合处疼痛者不宜做该动作，或适当减少活动范围及次数。

6. 下肢屈伸练习

（1）**训练体位：**仰卧于床上，双下肢屈髋屈膝或伸展位，双脚平放于床面上，双膝间距、双脚间距均与髋同宽（图 5-6a）。

（2）**训练动作：**用右侧下肢支撑稳定，右脚踩实床面。吸气时放松，呼气时收紧腹部，将左侧下肢抬起再缓缓放下（图 5-6b）。左、右下肢交替进行，5 个 / 组，2～3 组 / 日。也可以在双下肢伸展位时做双下肢的屈伸运动（图 5-6c、图 5-6d）。

（3）**注意事项：**屈髋运动时保持腹部收紧，避免因腹肌力量薄弱而出现腰部过度抬离床垫的代偿动作，尤其在双下肢伸展位屈伸运动时，腰部抬离床垫的代偿较大，应选择双下肢屈曲位运动。

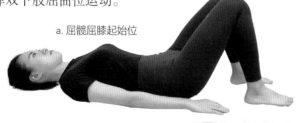

a. 屈髋屈膝起始位

图 5-6 下肢屈伸练习

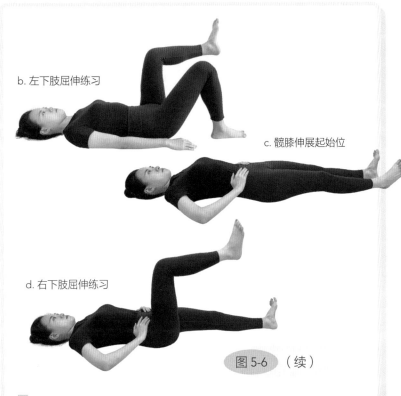

b. 左下肢屈伸练习

c. 髋膝伸展起始位

d. 右下肢屈伸练习

图 5-6 （续）

7. 初阶 Kegel 训练

（1）**训练体位**：仰卧位，双上肢置于身体两侧，双下肢屈曲，双脚与髋同宽平放于床面，骨盆保持中立位（图 5-7a）。

（2）**训练动作**：呼吸肌与盆底肌是协同肌，呼气时盆底肌收缩 3 秒，吸气时盆底肌放松 5 秒，5～10 分/组，2～3 组/日（图 5-7b、图 5-7c）。

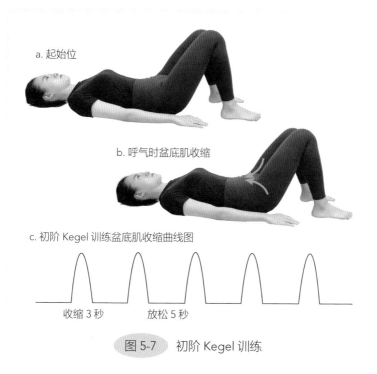

a. 起始位

b. 呼气时盆底肌收缩

c. 初阶 Kegel 训练盆底肌收缩曲线图

收缩 3 秒　　放松 5 秒

图 5-7　初阶 Kegel 训练

（3）**注意事项：** 早期 Kegel 训练宜在分娩 2 周后进行，循序渐进，以感受盆底收缩为主，收缩后要充分放松，避免造成盆底肌缺血、缺氧。

8. **仰卧放松**

（1）**训练体位：** 仰卧位，躺在厚一点有支撑力的靠垫或抱枕上，腰部在垫上。

（2）**训练动作：** 闭上眼睛，双臂外展，胸廓展开，四肢伸展放松，做轻柔的腹式呼吸，吸气时放松，呼气时稍稍收缩盆底。平静放松 5 分钟，慢慢起身（图 5-8）。

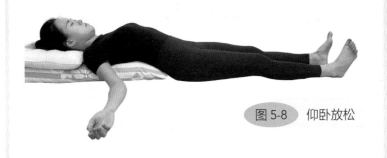

图 5-8　仰卧放松

（二）恢复期（产后 42 天～3 个月内）

1. 腹式呼吸

　　腹式呼吸也称放松呼吸。在做腹式呼吸前先感受你的正常呼吸模式，然后躺下来放松你的身体，把双手放在腹部，也可将右手放在胸部，左手放在腹部。尽量放松双手，感受呼吸时胸部和腹部的运动，这样做可以帮助你判断腹式呼吸正确与否。腹式呼吸主要辅助解决盆底疾病，增加胃肠蠕动，又可以增强腹肌的力量，减轻腰背肌负荷。

　　（1）训练体位：仰卧位，双手放在腹部两侧，或一手放在胸部一手放在腹部，双腿屈曲，双脚平放于床面。全身放松，先轻抬尾骨，再缓慢将臀部朝天花板方向抬起（只抬臀部），再轻轻放下，让腰椎更好地与床面贴合。

（2）训练动作：吸气时腹部膨隆，以肚脐为轴心，腹部的肌肉和筋膜朝向天花板方向，维持 3～5 秒；呼气时腹部内收，腹部的肌肉和筋膜从四面八方向肚脐发力靠拢，并向腰椎方向贴近，保持 3～5 秒。如此收缩、放松，反复进行，5～10 分/组，2～3 组/日（图 5-9）。

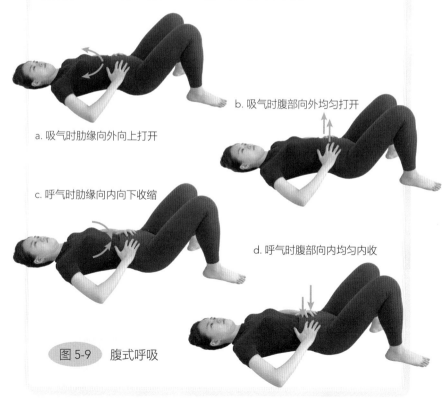

a. 吸气时肋缘向外向上打开

b. 吸气时腹部向外均匀打开

c. 呼气时肋缘向内向下收缩

d. 呼气时腹部向内均匀内收

图 5-9 腹式呼吸

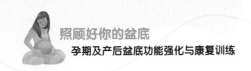
（3）**注意事项**：吸气末端不要吸到极致，避免出现盆底肌下坠感，加重产后盆底的负担。应强调呼气末端，盆底肌配合向内收缩进去，但不是最大程度地收缩，以免加重盆底肌的缺血、缺氧。

2. 盆底肌激活运动

（1）**训练体位**：仰卧位，双上肢置于身体两侧，双下肢屈曲，双脚平放于床面与髋同宽，骨盆保持中立位（图5-10a）。最好将臀部抬高放于软垫上（图5-10b）。

（2）**训练动作**：在双膝之间夹一个抱枕或小球，呼气时用力向内夹紧双膝，盆底肌收缩，感受盆底肌收紧上提的感觉，保持3～6秒；吸气时慢慢打开双膝，盆底肌放松。8～10次/组，2～3组/日。

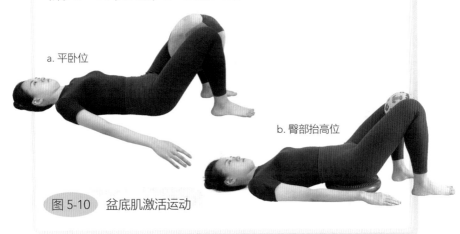

a. 平卧位

b. 臀部抬高位

图 5-10　盆底肌激活运动

（3）**注意事项：**呼气收缩盆底肌时，避免臀部、腰部肌肉代偿用力。

3. 桥式运动 +Kegel 训练

（1）**训练体位：**仰卧位，屈髋屈膝，双膝关节分开与髋同宽，双脚与双膝同宽平放于床面。双手自然放松于身体两侧，掌心向下（图 5-11a）。

（2）**训练动作：**正常呼吸。呼气时，收缩臀大肌和盆底肌，将臀部慢慢向上抬起，保持 3 ~ 6 秒（图 5-11b），吸气时慢慢落下，盆底肌放松，如此反复。8 ~ 10 次 / 组，2 ~ 3 组 / 日。

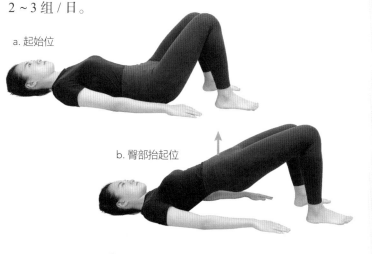

a. 起始位

b. 臀部抬起位

图 5-11　桥式运动 +Kegel 训练

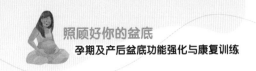
（3）**注意事项：** 双脚位置很重要，脚跟距离臀部 1～1.5 倍脚掌长度为宜，若双脚距离头侧太近，会增加膝关节负担；若距离头侧太远，大腿后侧的肌肉会过多发力，影响盆底肌收缩。

4. 手—膝支撑训练

（1）**训练体位：** 手—膝四点支撑于垫上，躯干保持中立位，双上肢垂直于地面，髋、膝关节均呈 90°，双膝、双脚间距与髋同宽。

（2）**训练动作：** 四点支撑保持过程中，进行腹式呼吸和盆底 Kegel 训练，吸气时盆底肌放松，呼气时盆底肌收缩。5～10 次 / 组，2～3 组 / 日（图 5-12）。也可在此体位进行身体重心的前后移动训练。

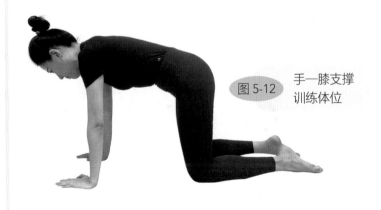

图 5-12　手—膝支撑训练体位

（3）**注意事项：** 保持肩关节、髋关节、膝关节均为90°。双手五指展开压实垫面，避免腕部承受过多压力而受到损伤，如果出现手腕疼痛，可调整为肘支撑体位。

5. 开蚌式训练

（1）**训练体位：** 侧卧位，可将头枕在右臂上，左手放于身体前方稳定支撑，屈髋屈膝 90°，双膝、双脚并拢（图5-13a）。

（2）**训练动作：** 吸气时慢慢地将左侧膝关节打开，即左腿外展外旋，盆底肌放松（图 5-13b）；呼气时慢慢地将左腿内收还原，盆底肌收缩。左右腿交替进行。8 ~ 10 次 /组，2 ~ 3 组 / 日。

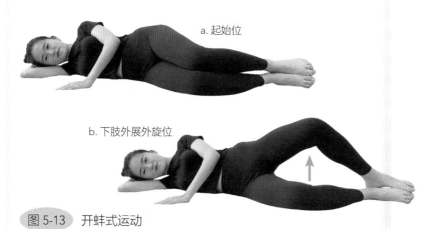

a. 起始位

b. 下肢外展外旋位

图 5-13　开蚌式运动

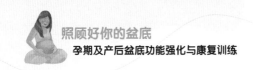

（3）**注意事项：**将运动侧膝关节内收还原时，不可自由落体式随意放下，速度宜慢，以募集更多的肌肉纤维参与收缩。

6. 泡沫轴—滚动训练

（1）**训练体位：**起始姿势为跪坐姿势，然后将泡沫轴放在身体前方，前臂放在泡沫轴上，掌心相对。两手之间距离与肩同宽（图 5-14a）。

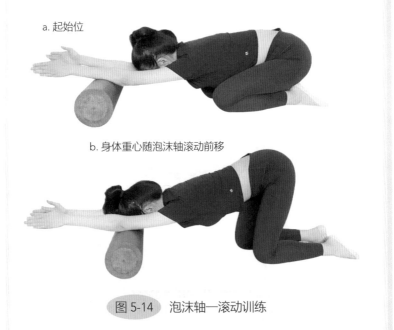

a. 起始位

b. 身体重心随泡沫轴滚动前移

图 5-14　泡沫轴—滚动训练

（2）**训练动作：**将身体重心从髋部向前移动，让前臂在泡沫轴上滚动到上臂。滚动时须注意保持背部挺直，但不要刻意用力。持续往前滚动时，保持手臂和脊椎完全伸展。注意以躯干的核心肌群控制身体稳定，即收紧腹部和盆底。5次/组，2～3组/日（图5-14b）。

（3）**注意事项：**避免过度用力造成肩背部拉伤，如感觉疼痛，请立即停止。

7. 进阶 Kegel 训练

（1）**训练体位：**仰卧位，双上肢置于身体两侧，双下肢屈曲，双脚与髋同宽平放于床面，骨盆保持中立位。

（2）**训练动作**

1）**快肌训练：**自然呼吸，盆底肌收缩1秒后放松5秒，5～10分/组，2～3组/日（图5-15）。

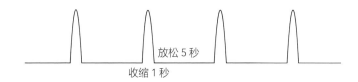

放松5秒

收缩1秒

图 5-15　Kegel 快肌训练

2）慢肌训练：吸气时盆底肌放松，呼气时盆底肌收缩 5 秒，5～10 分／组，2～3 组／日（图 5-16）。随着盆底肌收缩能力提升逐渐过渡到收缩 10 秒。

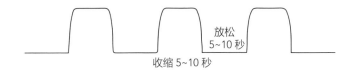

放松
5~10 秒

收缩 5~10 秒

图 5-16　Kegel 慢肌训练

（3）注意事项：吸气时盆底肌要充分放松，但不可有下坠感。呼气收缩盆底肌时，避免臀部、腰部肌肉代偿用力。每次训练后要充分放松，避免造成盆底肌缺血、缺氧。

8. 骨盆旋转放松训练

（1）训练体位：平躺于床上，屈髋屈膝，双上肢放于身体两侧，身体放松，腰背部紧贴于床垫（图 5-17a）。

（2）训练动作：呼气时腹部收紧，骨盆缓慢旋转，双下肢转向左侧，自然呼吸保持 15 秒（图 5-17b）。再呼气时骨盆和双下肢还原为中立位。左右两侧交替放松训练，3～5 次／组，2～3 组／日。

（3）注意事项：在呼气时稳定核心的前提下，进行骨盆的旋转和还原动作。

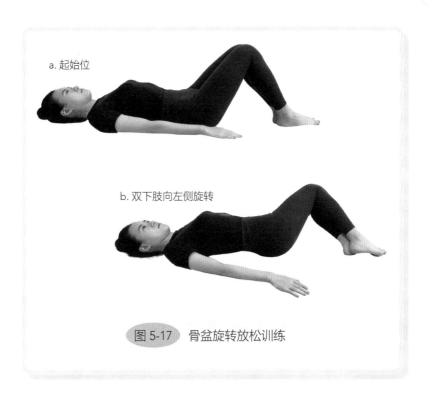

a. 起始位

b. 双下肢向左侧旋转

图 5-17　骨盆旋转放松训练

（三）强化期（产后 3 ~ 6 个月）

1. 瑜伽球上盆底肌激活训练

（1）**训练体位：**坐在瑜伽球上，确保两侧坐骨结节完全接触瑜伽球面，双腿分开，双膝、双脚与髋同宽，脚尖朝向前方。

（2）**训练动作：**呼吸放松。双手稳定骨盆，进行骨盆

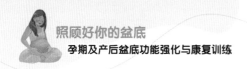

前后、左右、顺时针、逆时针方向旋转各 5 ~ 10 次，以激活盆底肌。想象你两侧的坐骨结节呈一条水平线在球面旋转，保持腹肌与盆底肌向上发力。2 ~ 3 组 / 日（图 5-18）。

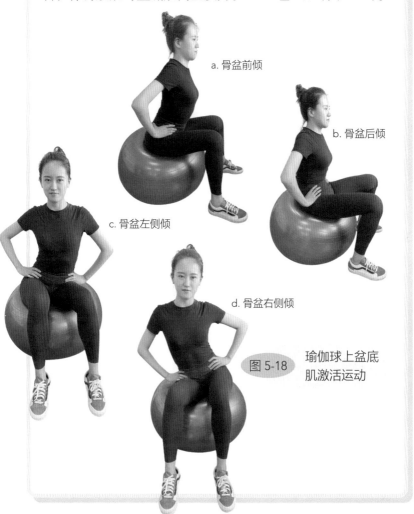

a. 骨盆前倾

b. 骨盆后倾

c. 骨盆左侧倾

d. 骨盆右侧倾

图 5-18　瑜伽球上盆底肌激活运动

2. 瑜伽球上躯干旋转训练

坐在瑜伽球上，双腿分开，吸气放松，双臂伸展打开向右侧旋转身体的同时右腿抬离地面，保持 5 ~ 10 秒。动作左右交替，重复 10 ~ 15 次（图 5-19）。

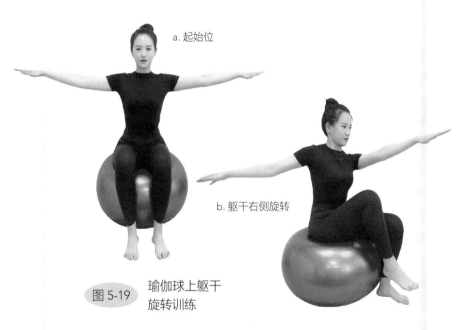

a. 起始位

b. 躯干右侧旋转

图 5-19　瑜伽球上躯干旋转训练

3. 踏墙桥式运动 +Kegel 训练

（1）训练体位：仰卧于垫上，双上肢置于身体两侧，臀部下方放置一个软垫，双膝双髋屈曲呈 90°，双脚与肩 /髋同宽，踩于墙面上（图 5-20a）。

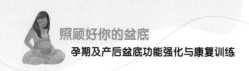
（2）**训练动作：** 呼气时，将臀部向上慢慢抬起，同时收缩盆底肌，保持 3 ~ 5 秒（图 5-20b）。吸气时慢慢落下，放松盆底肌。8 ~ 10 次 / 组，2 ~ 3 组 / 日。

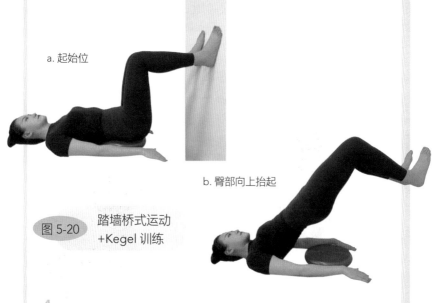

a. 起始位

b. 臀部向上抬起

图 5-20　踏墙桥式运动 +Kegel 训练

4. 泡沫轴上桥式 +Kegel 训练

（1）**训练体位：** 仰卧于垫上，屈髋屈膝，双上肢放于身体两侧，双脚与髋同宽置于泡沫轴上（图 5-21a）。

（2）**训练动作：** 呼气时，将臀部向上慢慢抬起，同时收缩盆底肌，保持 3 ~ 5 秒（图 5-21b）。吸气时慢慢落下，放松盆底肌。8 ~ 10 次 / 组，2 ~ 3 组 / 日。

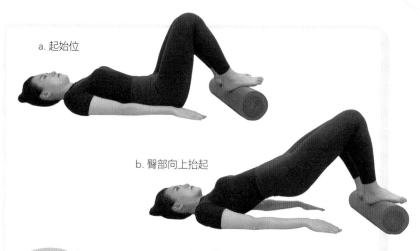

a. 起始位

b. 臀部向上抬起

图 5-21　泡沫轴上桥式 +Kegel 训练

5. 四足游泳式训练

（1）**训练体位：**俯卧于垫上，保持四肢充分伸展，腹部收紧。

（2）**训练动作：**双上肢和双下肢交替上下摆动，做类似于游泳时上下打水的动作。10 ~ 20 次 / 组，3 ~ 5 组 / 日（图 5-22）。动作中如出现腰背部疼痛，应暂停训练。

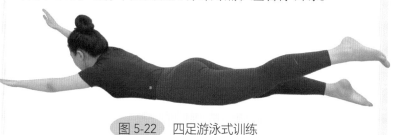

图 5-22　四足游泳式训练

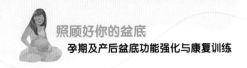
6. 高阶 Kegel 训练

训练体位： 仰卧位，双上肢置于身体两侧，双下肢屈曲，双脚与髋同宽平放于床面，骨盆保持中立位。

（1）**Kegel 阶梯式训练：** 呼气时盆底肌做爬梯式收缩，从 1 数至 5，例如，数 1 时盆底肌收缩从一楼爬上二楼，在二楼停留 1～3 秒；数 2 时盆底肌再次收缩从二楼爬上三楼，在三楼停留 1～3 秒；数 3 时盆底肌再次收缩从三楼爬上四楼，在四楼停留 1～3 秒；当数到 4 时，盆底肌再次收缩从四楼爬上五楼，并在五楼持续收缩 1～5 秒；如果还有收缩空间，你也可以继续爬向六楼。接下来就是下阶梯训练，从 5 倒数至 1，吸气时盆底肌做逐级下梯式放松练习，例如，数 5 时盆底肌放松从六楼下到五楼，在五楼停留 1～3 秒；数 4 时盆底肌放松从五楼下到四楼，在四楼停留 1～3 秒；数 3 时盆底肌再次放松从四楼下到三楼，在三楼停留 1～3 秒；数 2 时盆底肌再次放松从三楼下到二楼，在二楼停留 1～3 秒；当数到 1 时盆底肌再次放松从二楼下到一楼，此时盆底肌处于完全放松状态。5～10 次/组，2～3 组/日（图 5-23）。

（2）**Kegel 快速反应性收缩训练：** 呼吸肌与盆底肌是协同肌，尝试在 30 秒内进行盆底肌快速最大收缩与快速充分放松练习，以提高盆底肌的快速反应性收缩能力。训练

30 秒 / 次，2 ~ 3 次 / 日（图 5-24）。注意每次训练后要进行充分的放松，避免盆底过度收缩而缺血、缺氧。

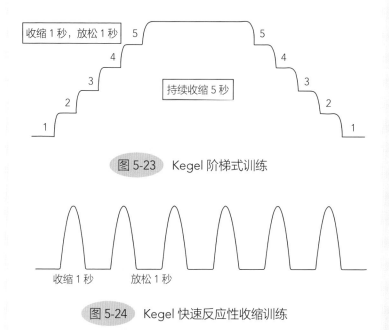

图 5-23　Kegel 阶梯式训练

图 5-24　Kegel 快速反应性收缩训练

7. 跪坐 +Kegel 训练

（1）**训练体位：** 跪坐位，双膝之间与髋同宽，小腿与双脚放在膝关节正后方，双手放于两侧髋部（图 5-25a）。

（2）**训练动作：** 呼气时盆底肌肉与臀部肌肉收紧，缓慢起身至跪立位（图 5-25b）。吸气时盆底肌放松，再呼气

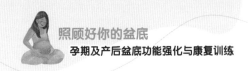
时盆底肌收缩缓慢坐下，如此交替进行，5~10次/组，2~3组/日。

（3）**注意事项：**跪坐时，避免髋关节内扣或外旋。如有膝关节、髋关节疼痛不适，避免做此运动。坐起时是臀部发力，推动躯干向上运动，而不是头颈用力带动躯干运动。

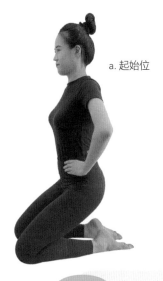
a. 起始位

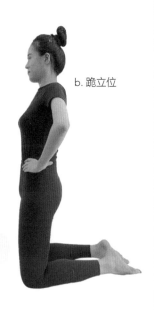
b. 跪立位

图 5-25　跪坐 +Kegel 训练

8. 膝肘位 +Kegel 训练

（1）**训练体位：**膝肘位于床上，两前臂互抱重叠，将额头放在前臂上，大腿与地面垂直，双膝与髋同宽，双脚在膝的正后方。

（2）**训练动作：**吸气时腹部隆起，盆底肌放松（图5-26a）；呼气时腹部收紧，盆底肌收缩上提（图5-26b），保持3~5秒。8~10次/组，2~3组/日。

（3）**注意事项：**上半身应保持中立位，腰部不可塌陷，避免引发腰痛。

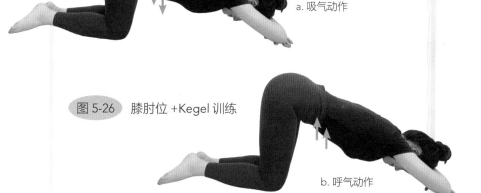

a. 吸气动作

图 5-26　膝肘位 +Kegel 训练

b. 呼气动作

9. 弹力带—臀桥

（1）**训练体位：**身体呈仰卧位，双下肢屈曲，双腿分开与髋同宽，将弹力带中段绕过腹部及髋部，并用双手握住两端。双臂置于身体两侧，保持弹力带有一定的张力（图5-27a）。

（2）**训练动作：**抬起臀部，髋关节向上顶起，对抗弹力带的阻力，并收缩盆底肌，做抗阻臀桥动作保持5秒（图5-27b），再慢慢落下臀部至初始位置，盆底肌放松。5～10次／组，2～3组／日。

（3）**注意事项：**臀部抬起时应为臀肌主动收缩，不可用腰背部肌肉过度用力代偿。如果核心不够稳定，或者出现腰背部疼痛或肌肉过度收缩代偿时，忌做此动作。

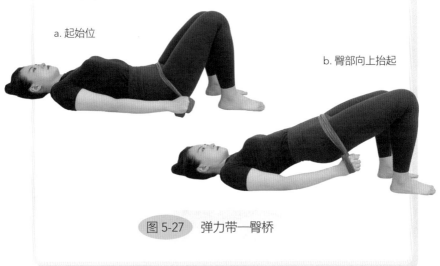

a. 起始位

b. 臀部向上抬起

图 5-27　弹力带—臀桥

（四）提升期（产后 6 个月以后）

我们都知道产后 6 个月之内是盆底肌家庭训练的最佳时期，应根据身体条件循序渐进地进行产后修复，强化盆底肌肉的运动控制和稳定性。然而盆底肌修复是女人一生的必修课，产后 6 个月以后仍需坚持盆底肌家庭训练，在黄金期训练的基础上，增加整体核心肌肉的控制性训练以及形体恢复训练。

平板支撑

（1）**训练体位：** 俯卧于垫上，双下肢伸展，双腿分开与髋同宽。

（2）**训练动作：** 呼气时双手用力撑地，双上肢伸直或肘支撑，身体呈一条直线，尽可能维持 30 秒或以上。3 ~ 5 次 / 组，2 ~ 3 组 / 日（图 5-28）。

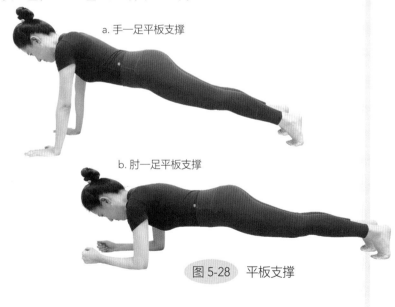

a. 手—足平板支撑

b. 肘—足平板支撑

图 5-28　平板支撑

（3）**注意事项**：如果产妇有腹直肌分离，核心不够稳定，或者有腰背部肌肉过度代偿出现酸痛时，忌做此动作。

2. 泡沫轴上侧方支撑

（1）**训练体位**：侧卧于垫上，单臂肘支撑于泡沫轴上，双下肢前后交叉，双脚侧方置于地面。

（2）**训练动作**：呼气时，以支撑臂与双脚为支撑点将躯干慢慢撑起，保持头、肩、髋、膝、踝关节呈一条直线，尽可能维持数秒钟。3～5 次 / 组，2～3 组 / 日（图 5-29）。

（3）**注意事项**：如果核心不够稳定，或者有腰背部肌肉过度代偿出现酸痛时，忌做此动作。

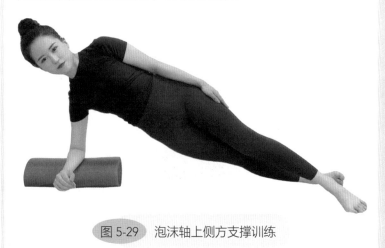

图 5-29　泡沫轴上侧方支撑训练

3. 弹力带—反向平板

坐在垫上，双脚、双腿分开。双手将弹力带两端固定在垫子上。向上顶起髋部，至肩、髋、膝呈一条直线，双膝屈曲 90°。8～10 次 / 组，4～6 组 / 日（图 5-30）。

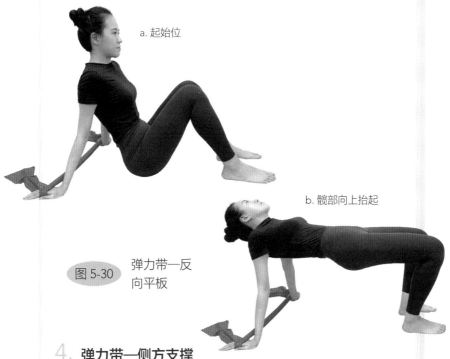

a. 起始位

b. 髋部向上抬起

图 5-30　弹力带—反向平板

4. 弹力带—侧方支撑

身体呈右侧卧姿势，将弹力带一端用右手固定在垫子上，左手握住另一端。以右臂和双脚为支撑点撑起身体，左臂向天花板方向伸直打开，至双臂呈一条直线。注意保持头、肩、髋、膝、踝关节呈一条直线，尽可能维持数秒钟。左右交替进行，8～10次/组，4～6组/日（图5-31）。

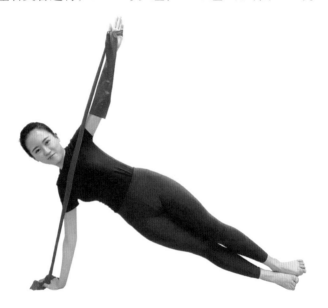

图5-31　弹力带—侧方支撑

5. 瑜伽球上背肌训练

俯卧于瑜伽球上，双脚打开，双手互抱手肘，保持身体呈一直线。吸气时轻轻抬起头背部，呼气慢慢控制着落下。5次/组，3～4组/日（图5-32）。

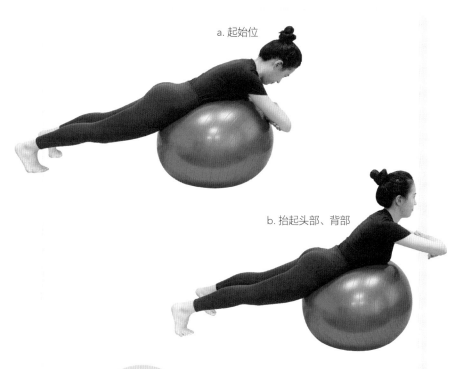

a. 起始位

b. 抬起头部、背部

图 5-32　瑜伽球上背肌训练

6. 瑜伽球上锯式训练

　　双肘部支撑在球上，身体呈一条直线，用肘部控制瑜伽球向前和向后运动，臀部向上抬起，以提高腰腹部肌肉和盆底肌的运动控制。10 ~ 15 次 / 组，3 ~ 5 组 / 日（图5-33）。

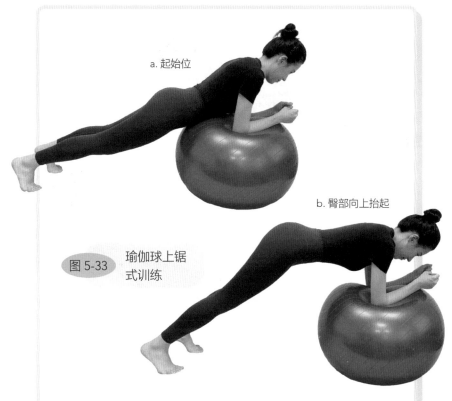

a. 起始位

b. 臀部向上抬起

图 5-33　瑜伽球上锯式训练

　　核心肌群的训练可以改善肌肉的力量、稳定性和灵活性，从而减轻肌肉的失衡状态，保持正确的身体姿态，提高身体的控制力和平衡力。强有力的核心肌群力量对于身体来说起着承上启下的作用，同时提高运动时由核心向四肢及其他肌群的能量输出，提高肢体协调能力与运动效率，降低能量消耗，从而预防动作中损伤的发生。

四、家庭训练注意事项

盆底肌训练不是简单地进行阴道的收缩和放松运动，应遵循科学、有效的方法进行训练。训练的方式方法因人而异，训练强度需量力而行，在训练过程中注意个人反应，并注意以下几方面内容。

1. 在训练之前，首先要找到你的盆底肌，感知盆底肌的位置和收缩（详见第一章）。

2. 准备训练前，不可吃得过饱，最好在进餐 1 小时后，排空大小便，方可进行训练。

3. 把握训练频率和持续时间。不要刻意规定训练时间，最初可以从 5 分钟开始，随着体能的提高、运动感觉的恢复，逐渐延长每次的训练时间，最重要的是盆底肌训练是女人一生的事业，一定要持之以恒。

4. 把握好训练强度。建议由轻度到中度循序渐进地进行训练，随着盆底肌力和感觉功能的恢复，逐渐增加训练强度。

5. 如训练过程中产生盆底或腹部疼痛不适，应立即停止训练，请在盆底康复治疗师的正确指导下完成训练。

6. 如果患有盆底功能障碍性疾病，千万不要指望盆底肌家庭训练能解决全部问题，您需要寻求专业的盆底康复医生和康复治疗师进行专业的盆底康复治疗。

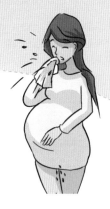

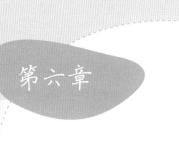

第六章

产后排尿障碍的
难言之隐

我们讲解的第一个盆底功能障碍性疾病就是排尿障碍，因为它在女性盆底功能障碍性疾病中发病率最高。

怀孕期间，随着宝宝的生长发育和羊水逐渐增多，孕妇的子宫增大，体重迅速增长，盆底所承接的"压力"与日俱增，盆底肌肉筋膜组织因此受到长期的压迫和牵拉。而在分娩的过程中，阴道受到产程过长、器械助娩、会阴侧切术或婴儿巨大等因素的影响，产生不同程度的盆底组织松弛或断裂，甚至神经损伤，引发神经传导障碍，影响排尿功能。因此，孕产过程是造成产后排尿功能障碍的重要原因之一，女性在分娩后常见的排尿功能障碍主要包括尿潴留、尿失禁、膀胱过度活动症等。

一、产后尿潴留之痛

产后尿潴留是指产妇分娩后大量的尿液存留在膀胱内而不能顺利排出，是产后早期常见的排尿障碍问题。主要是由于产妇在分娩过程中，胎头对膀胱的压迫、牵拉或挫伤，加重膀胱黏膜充血水肿，同时产后会阴水肿疼痛，使支配膀胱的神经功能紊乱，反射性引起膀胱括约肌功能异常，分娩过程中使用的麻醉镇痛药物等均会影响膀胱的收缩，导致排尿不畅或尿潴留。

（一）原因

产后尿潴留的原因很多，主要由于膀胱排空功能受损和 / 或膀胱出口梗阻。那么，产后为什么会造成尿潴留呢？

1. 妊娠期间，孕妇腹壁持久扩张，产后腹壁松弛无力、腹压下降，易造成排尿无力。

2. 在分娩过程中，胎儿先露部（大多为胎儿的头部）较长时间压迫膀胱及盆腔神经丛，使膀胱逼尿肌麻痹、膀胱黏膜水肿、膀胱张力下降、收缩力不足，导致排尿困难。

3. 由于分娩造成盆底肌损伤，如会阴撕裂、侧切伤口等，使产妇对排尿有恐惧心理，出现尿道反射性痉挛。

4. 膀胱其实是一个非常神奇的器官，当我们排尿时启动了机体的正反馈机制，通俗地说就是你一旦开始排尿就会越尿越顺畅，反之越憋越胀越难排出。

有时还会在产后间隔几天后发生二次尿潴留，主要由于孕产过程盆底肌肉不协调，造成尿道过度活跃，使膀胱出口出现功能性梗阻或机械性梗阻，膀胱不能完全排空或排出量减少。

（二）危害

产后尿潴留给产妇带来了许多生理和心理上的困扰，大量的尿液潴留在膀胱内，会影响产妇的子宫复旧，易导致阴道出血增多，加重盆底负担，也是造成产后尿路感染的重要原因之一。平均每 10 位产妇中就有一位被尿潴留所困扰，希望新手妈妈们一定要提高对产后尿潴留的认知度，预防产后尿潴留的发生（图 6-1）。

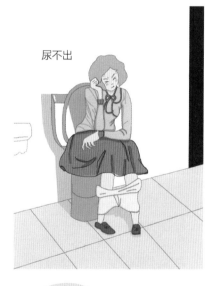

尿不出

图 6-1　产后尿潴留

（三）自我评估

一般情况下，顺产的产妇在产后 4~6 小时内可自行排尿，

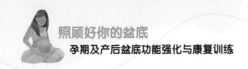

但如果在分娩 6 ~ 8 小时后甚至在月子中，膀胱有饱胀充盈感仍然不能正常排出尿液，则可以判定为尿潴留。

对于慢性不完全性尿潴留可到医院进行残余尿量检测，即产妇自主排尿后，经超声或使用导尿管进行导尿，通过测量膀胱内残余尿量来判断尿潴留的程度。

（四）生活方式干预

对于产后尿潴留应及时发现、及时干预，并给予正确的生活方式干预是极为重要的。

1. 切忌产后卧床不动

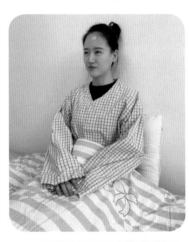

图 6-2 产后尽早坐起活动

产妇分娩后身体比较虚弱，应以静养为主。但也要尽早活动，因为长时间躺在床上容易降低排尿的敏感度，阻碍尿液的排出。建议顺产妇在产后尽早坐起或下地活动，剖宫产的产妇术后 24 小时拔除导尿管后应尽早翻身和坐起，甚至下地活动，尽早完成第一次排尿（图6-2）。

2. 听流水声

如果感到排尿困难，可打开水龙头听听流水的声音，利用条件反射解除排尿抑制，帮助产生尿意，促进排尿（图6-3）。

3. 膀胱按摩

将手掌置于产妇下腹部膀胱隆起部位，左右方向轻轻按摩，然后自膀胱底部向耻骨方向用手掌轻

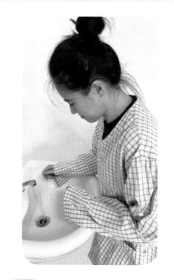

图 6-3　听流水声有助于排尿

轻推按（不可用力过猛，以免逆行感染，甚至导致膀胱破裂），可帮助产妇排尿，减少膀胱内残余尿量（图6-4）。

图 6-4　轻柔地按摩膀胱

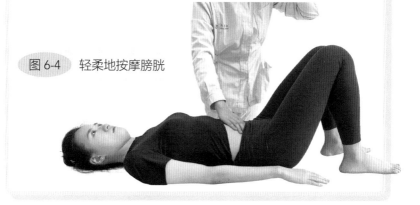

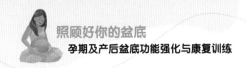

4. 热敷腹部

用热水袋或暖宝宝放置下腹部热敷，使肌肉放松，促进排尿（图6-5）。注意，温度不可过高，避免因产后早期下腹部感觉障碍而造成烫伤。

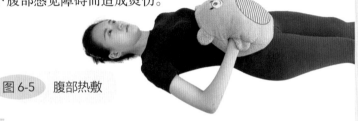

图6-5　腹部热敷

5. 因月子期间不宜外出，产妇可采取在家中自行导尿来缓解尿潴留现象。你知道首次导尿应该放出多少尿液吗？当发生尿潴留时，大量尿液存留在膀胱内，造成膀胱高度膨胀，如果首次放尿量过多，会因为腹腔内压力突然降低而导致腹腔内血管在短时间内快速充盈，大量的血液滞留在腹腔内，引起血压下降而出现休克、晕厥等症状，还可以导致受压迫缺血的膀胱黏膜急剧充血，形成血尿，因此首次导出尿液量应该控制在700～800ml以内。

6. 在备孕时期和孕期建议多运动，加强腹肌和盆底肌锻炼，可以在一定程度上减少产后尿潴留的发生（孕期运动详见第三章）。

7. 必要时寻求医生的帮助，采用中医疗法。

（1）**针刺治疗：**取关元、中极、三阴交、太溪等穴位。

（2）**艾灸：**取关元、中极、曲骨、三阴交、太溪等穴位。

（五）自我训练

1. 腹式呼吸

（1）**训练体位：**仰卧位，双手放在腹部两侧，或一手放在胸部一手放在腹部，双腿屈曲，双脚平放于床面。全身放松，先轻抬尾骨，再缓慢将臀部朝天花板方向抬起（只抬臀部），再轻轻放下，让腰椎更好地与床面贴合。

（2）**训练动作：**吸气时腹部隆起，保持 3 ~ 5 秒；呼气时腹部内收，保持 3 ~ 5 秒，如此反复，8 ~ 10 次 / 组，做 2 ~ 3 组（图 6-6）。

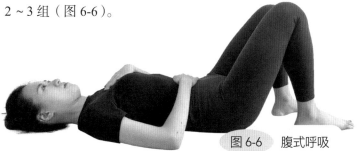

图 6-6　腹式呼吸

（3）**注意事项**：训练时强调吸气，以最大程度放松盆底肌，并充分放松紧张的心理状态。

2. 腹式呼吸 +Kegel 训练

（1）**训练体位**：仰卧位，双手放在腹部两侧，双腿屈曲，双脚平放于床面。全身放松，先轻抬尾骨，缓慢将臀部朝天花板方向抬起，再轻轻放下，让腰椎更好地与床面贴合。

（2）**训练动作**：吸气时腹部膨隆，以肚脐为轴心，腹部的肌肉和筋膜朝天花板方向发力，盆底肌向两侧舒展放松，维持 3 ~ 5 秒；呼气时腹部内收，腹部的肌肉和筋膜从四面八方向肚脐靠拢，并向腰椎靠近，同时盆底肌从左右两侧向中间并向肚脐方向收缩，保持 3 ~ 5 秒；如此收缩、放松，反复进行。逐渐延长收缩保持时间至 5 ~ 10 秒，并用同等时间进行放松。10 ~ 15 分/组，2 ~ 3 组/日（图6-7）。

（3）**注意事项**：强调吸气，以盆底肌放松为主。吸气时盆底肌应向两侧舒展放松而不是往下坠，吸气末端不要吸到极致，以免加重产后盆底的负担。呼气时盆底肌配合向内收缩，但不是最大程度地收缩，以免加重盆底肌的缺血、缺氧。同时，盆底肌收缩时要避免臀部、腿部肌肉收缩代偿。

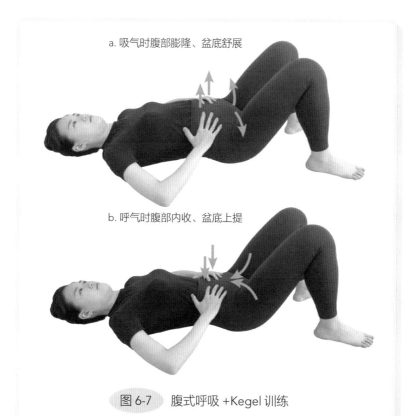

a. 吸气时腹部膨隆、盆底舒展

b. 呼气时腹部内收、盆底上提

图 6-7　腹式呼吸 +Kegel 训练

　　无论是产后当天还是几天后，如果发觉自己发生了尿潴留，都可以通过盆底肌训练来促进排尿功能，必要时寻求医生的帮助，避免造成严重后果。注意在治疗期间不要过于焦虑，请放松情绪积极应对尿潴留，远离产后排尿痛苦，坐一个幸福的月子！

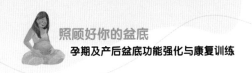
二、漏尿的尴尬

许多产后或中老年女性都经历过孕期或产后漏尿，令人非常尴尬！不敢大笑，咳嗽、打喷嚏时夹着两腿，跳绳、运动时穿上尿不湿。因此，漏尿常被形象地称为女性"社交癌"！但是大多数人甚至有些医生都认为产后漏尿是正常现象，不知道漏尿是病理状态，需要治疗。或羞于启齿、避讳就医，拖来拖去，漏尿的症状越来越严重，严重影响女性的生活质量。

那么，漏尿和盆底有什么关联呢？正常的盆底肌肉有括约功能，即控制尿道的开合，发挥控制排尿的功能。如果孕产导致盆底肌肉受到损伤，盆底肌肉的括约功能出现问题，就会引发女性产后漏尿！

（一）尿失禁分类

这里所说的漏尿在医学上称为尿失禁。尿失禁主要分为压力性尿失禁、急迫性尿失禁和混合性尿失禁3种类型，其中，压力性尿失禁是尿失禁最常见的类型（图6-8）。

1. 压力性尿失禁

在打喷嚏、咳嗽、大笑或劳动、跑步运动等腹压突然增高时，出现不自主地尿液自尿道口漏出，为压力性尿失禁。其症状特点是正常状态下无漏尿，而是在腹压突然增

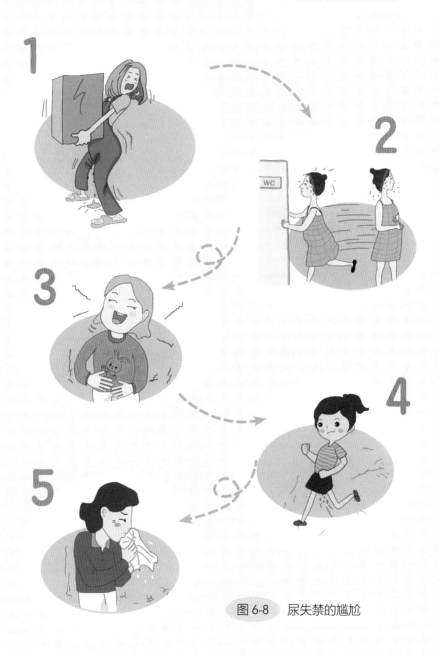

图 6-8　尿失禁的尴尬

高时，膀胱内压大于尿道内压而使尿液不自主流出（图 6-9）。

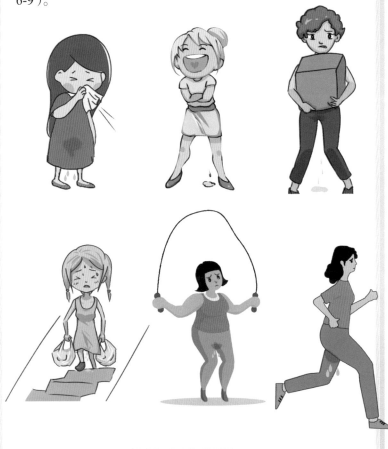

图 6-9　咳嗽、大笑、负重、下楼梯、跳绳、跑步时出现尿失禁

2. 急迫性尿失禁

当有强烈的尿意后，尿液不能由意志控制而经尿道漏出，表现为尿急、尿频、尿失禁、夜尿增多，多主诉"我憋不住尿""没来得及到卫生间尿就出来了"。通常是先有强烈尿意，后有尿失禁，或在出现强烈尿意时发生尿失禁，即为急迫性尿失禁。急迫性尿失禁往往伴有膀胱过度活动的表现。

3. 混合性尿失禁

许多女性是混合性尿失禁患者，也就是既有压力性尿失禁的症状，又有尿急和/或急迫性尿失禁的症状（图 6-10）。

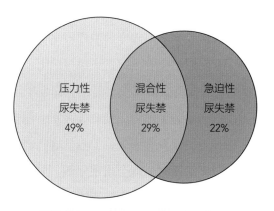

图 6-10　各种类型尿失禁的占比示意图

（二）原因

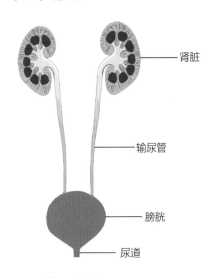

肾脏

输尿管

膀胱

尿道

图6-11 泌尿系统结构示意图

我们先来了解一下人体的尿液是如何生成的。泌尿系统是由肾脏、输尿管、膀胱和尿道组成，肾脏生成尿液，输尿管将尿液输送到膀胱，膀胱是储存尿液的器官，尿液经尿道排出体外。正常成人膀胱容量在350ml以上，最大容量不超过650ml，一般在充盈250ml左右就会产生排尿反射，感到尿意（图6-11）。

孕产过程中，盆底受到不同程度的损伤，当受到外力作用导致腹内压增高时，盆底肌不能夹闭尿道（尿道阻力不足以对抗膀胱压力），尿液就会不自主地自尿道口漏出，即发生压力性尿失禁。年龄增长、腹压、盆腔手术史、肥胖等因素，均会不同程度地导致盆底肌肉松弛无力而发生尿失禁。当盆底肌肉筋膜张力增高或者膀胱逼尿肌过度活跃时，就会出现尿频、尿急、漏尿，即急迫性尿失禁。很多产后女性在妊娠晚期以及分娩后的一段时间内频繁地发生尿失禁，或持续一段时间之后症状消失，或间断性发生。

（三）危害

据有关数据统计，目前在中国三位女性之中就有一位正在经受着尿失禁的折磨，它已经成为一种社会和公共卫生问题。

尿失禁不仅会导致会阴部皮疹、压疮和尿路感染，同时也会造成尴尬和消极的自我印象。产后女性如果错失早期康复时机，随着年龄增长，尤其是在绝经后雌激素水平下降、胶原蛋白总量减少，导致盆底肌功能退化、结缔组织薄弱无力，尿失禁会有愈发严重的趋势，有的发生在跳绳、赶公交车时，甚至在性交过程中会出现尿失禁的尴尬现象，导致性关系障碍，甚至逃避性生活。因为尿失禁的原因，害怕社会交往，自我健康评价也较差，情绪和心理状态低落，严重影响生活质量。即便如此，受到保守思想和社会因素的影响，尿失禁的患者就诊率仍比较低，大多数女性羞于启齿，或盲目地认为这是女性生育和机体老化的必然结果，使其身心长期饱受困扰。

因此，我们应该大力宣传尿失禁的科普知识，纠正错误的疾病认知观念，尤其是产后女性，在外修身材的同时，也要内修盆底，认识到盆底损伤的危害，生活中一旦出现尿失禁现象，应尽早进行盆底功能筛查和治疗，以提高自身的生活质量和尊严！

（四）自我评估

我们选用简单、易操作的"尿失禁主观分度方法"，主要将压力性尿失禁分为轻、中、重三种程度，快来看看你的漏尿属于

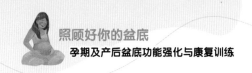
哪种程度呢。

轻度： 尿失禁发生在咳嗽和打喷嚏时，不需要使用尿垫。

中度： 尿失禁发生在跑跳、快走等日常活动时，需要使用尿垫。

重度： 轻微活动、平卧、坐站等体位改变时即发生尿失禁。

如果想更精准地判断尿失禁的严重程度，了解盆底肌的状况，可以通过盆底超声检查来判断产后盆底损伤程度以及盆底解剖形态。在做盆底超声检查时，医生会让你做增加腹压的动作（用力向下排便的动作），观察尿道内口是否关闭、膀胱颈移动度、膀胱后角情况以及肛提肌裂孔大小等（图 6-12）。

（五）生活方式干预

压力性尿失禁治疗包括非手术治疗和手术治疗，一般认为，非手术治疗是轻度、中度压力性尿失禁的第一线治疗方法。

健康的生活方式与有意识地提醒自己保护盆底肌，对防治产后尿失禁至关重要，大家可以通过科学管理生活方式及训练盆底肌来预防和改善尿失禁的症状。如果产后忽视了对盆底的保护，继续对在孕产过程中饱受重创的盆底组织施压，盆底将不堪重负，进而加重尿失禁症状。建议产妇在日常生活中注意以下行为。

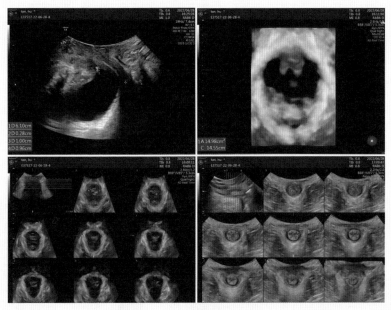

a. 盆底超声图片

盆底超声所见：

静息状态测量：膀胱尿量正常，逼尿肌厚度正常，尿道内口关闭，尿道周围未见明显液性暗区及异常回声团。膀胱后角完整。膀胱颈位于耻骨联合水平线上24mm。子宫和直肠壶腹部分别位于耻骨联合水平线以上。

Valsalva 动作：膀胱颈移动度 26.8mm，膀胱位于耻骨联合水平线下 2.8mm，膀胱后角完整，尿道内口关闭。子宫和直肠壶腹部分别位于耻骨联合水平线上 10mm、9.6mm。未见直肠膨出声像。肛提肌裂孔大小 14.5cm*cm。

盆底肌肉收缩状态：未见肛提肌断裂声像，肛门括约肌完整。

超声诊断：

膀胱颈移动度增大。
膀胱轻度膨出（Ⅰ型）。
子宫轻度脱垂。

b. 盆底超声报告

图 6-12　盆底超声检查

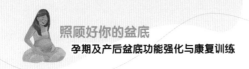
1. 避免增加腹压行为

如避免搬提重物，不要长时间抱娃，避免剧烈跑跳运动，消除感冒、咽炎等引起咳嗽、打喷嚏等增加腹压的诱因。

正确的打喷嚏和咳嗽姿势：挺直坐正，一手放在嘴前，向左肩或右肩后看，上身一起扭转，打喷嚏或咳嗽的同时盆底和下腹部收紧（图6-13）。

咳嗽、打喷嚏、抬举重物前，先收缩盆底肌，记住这个诀窍。因为在咳嗽、打喷嚏前快速收缩盆底肌可以让盆底肌做出快速反应，形成盆腹联动机制，有效避免咳嗽、打喷嚏时发生尿失禁。

图 6-13　正确的打喷嚏和咳嗽姿势

2. 改善便秘

频繁用力排便会增加腹压，加重盆底损伤。

3. 避免久蹲

产后盆底恢复大约需要 3～6 个月的时间，在此期间，避免蹲着做任何事情，以免过度压迫盆底。

4. **合理膳食，减轻体重**

产后适当进补，避免进食过于油腻的汤食，以控制体重。

5. **每天有规律地运动。**

（六）盆底肌训练

1. 针对压力性尿失禁训练

压力性尿失禁训练主要针对盆底肌肉力量进行训练，又称 Kegel 训练，即盆底肌自主性收缩训练，以增强尿道阻力，加强控尿能力。

（1）腹式呼吸 +Kegel 训练

1）训练体位： 仰卧位，双手放在腹部两侧，双腿屈曲，双脚平放于床面。全身放松，先轻抬尾骨，缓慢将臀部朝天花板方向抬起，再轻轻放下，让腰椎更好地与床面贴合。

2）训练动作： 吸气时腹部膨隆，以肚脐为轴心，腹部的肌肉和筋膜朝天花板方向发力，盆底肌向两侧舒展放松，维持 3 ~ 5 秒；呼气时腹部内收，腹部的肌肉和筋膜从四面八方向肚脐靠拢，并向腰椎靠近，同时盆底肌从左右两侧向中间并向肚脐方向收缩，保持 3 ~ 5 秒；如此收缩、放松，反复进行。逐渐延长收缩保持时间至 5 ~ 10 秒，并用同等时间进行放松。10 ~ 15 分 / 组，2 ~ 3 组 / 日（图 6-14）。

3）注意事项：强调呼气，以激活盆底肌为主。吸气时盆底肌应向两侧舒展放松而不是往下坠，吸气末端不要吸到极致，以免加重产后盆底的负担。呼气时盆底肌配合向内收缩，但不是最大程度地收缩，以免加重盆底肌的缺血、缺氧。同时，盆底肌收缩时要避免臀部及腿部肌肉代偿。

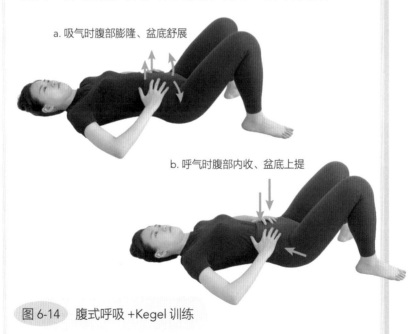

a. 吸气时腹部膨隆、盆底舒展

b. 呼气时腹部内收、盆底上提

图 6-14　腹式呼吸 +Kegel 训练

（2）臀桥训练

1）**训练体位：** 仰卧位，屈髋屈膝，双膝分开与髋同宽，双脚与双膝同宽平放于床面。双手自然放于身体两侧，掌心向下（图 6-15a）。

2）**训练动作：** 呼气时，收缩臀大肌和盆底肌，将臀部向上慢慢抬起，保持 3～6 秒（图 6-15b）。吸气时臀部慢慢落下，盆底肌放松，如此反复。8～10 次/组，2～3 组/日。

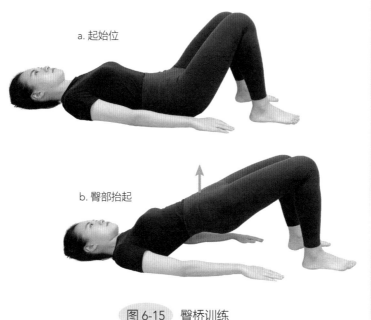

a. 起始位

b. 臀部抬起

图 6-15　臀桥训练

3）**注意事项：**双脚位置很重要，脚跟距离臀部 1 ~ 1.5 倍脚掌长度的距离为宜，若双脚距离头侧太近，会增加膝关节负担，若距离头侧太远，大腿后侧的肌肉会过多发力，影响盆底肌收缩。另外，臀部落下时不可自由落体。

2. 针对急迫性尿失禁训练

急迫性尿失禁训练主要以腹式呼吸诱导盆底肌放松为主，同时可以配合膀胱训练，具体方法如下。

（1）**腹式呼吸 +Kegel 训练（图 6-7）。**

（2）**膀胱训练：**膀胱训练是针对尿频、尿急或急迫性尿失禁的一种行为训练方法，达到抑制膀胱收缩、增加膀胱容量的目的，主要是借助建立排尿日记的方式，让患者排尿的间隔时间逐渐延长至 3 ~ 4 小时，一般训练需6 ~ 8 周。训练方法就是白天多饮水，尽量忍尿，延长排尿间隔时间。入夜后不再饮水，勿饮刺激性、兴奋性饮料，如咖啡、浓茶等，夜间可适量服用镇静安眠药物，以保证睡眠。

治疗期间应记录排尿日记（表 6-1），以了解自己排尿的实际时间间隔，然后逐渐延长排尿间隔。例如，患者通过排尿日记发现大约 45 分钟排尿 1 次，就先要求自己延长

15 分钟，也就是 60 分钟才去排尿。数日或 1 ~ 2 周后，患者感觉 60 分钟去排尿已经没什么困难时，就可以再延长 15 分钟（也可以延长 30 分钟），也就是每 75 分钟排尿 1 次，如此逐步训练到每 3 ~ 4 小时排尿 1 次。

 表6-1　排尿日记

单位:毫升

时间	年		月	日	
出入水量	进水量	漏尿	自主排尿	导尿	其他
7 :00—8 :00					
8 :00—9 :00					
9 :00—10 :00					
10 :00—11 :00					
11 :00—12 :00					
12 :00—13 :00					
13 :00—14 :00					
14 :00—15 :00					
15 :00—16 :00					
16 :00—17 :00					

续表

时间	年		月	日	
出入水量	进水量	漏尿	自主排尿	导尿	其他
17：00—18：00					
18：00—19：00					
19：00—20：00					
20：00—21：00					
21：00—22：00					
22：00—23：00					
23：00—24：00					
0：00—1：00					
1：00—2：00					
2：00—3：00					
3：00—4：00					
4：00—5：00					
5：00—6：00					
6：00—7：00					

膀胱训练计划的注意事项

1. 每天从早上开始实施训练计划。

2. 开始训练计划前，先将膀胱排空。

3. 根据所要求的间隔排尿，在清醒时（白天）尽量在固定的时间间隔把尿液排干净。

4. 晚上睡觉时不进行训练。

5. 如果在指定时间前有强烈尿意，先转移注意力，尽量等到指定时间再去排尿。

6. 如果在指定时间前排尿，记录排尿时间及当时的感觉或活动，以及是否有漏尿。

缓解尿急感觉、分散注意力的方法包括以下几种。

1. 深呼吸 5 次，注意力集中在呼吸上。

2. 将盆底强力收缩、放松 3 次。

3. 适当听轻松的音乐。

4. 做些自己喜欢的事情，如看电视、练习书法等，以分散注意力。

注意：这一治疗方法主要适用于尿频、尿急、尿失禁或有膀胱逼尿肌过度活动，膀胱实际容量正常，且无明确的器质性下尿路功能障碍者。对于低顺应性膀胱者（即小膀胱者），应考虑膀胱的安全容量，也就是说对于膀胱容量较小者，适当缩短排尿间隔时间。经过自我评估和训练后，若症状没有改善，甚至更加严重，应及时就医进行综合康复治疗，必要时遵医嘱使用药物治疗，压力性尿失禁与急迫性尿失禁的治疗方案截然不同，最好经专科医生系统检查评估后，在医生的指导下进行针对性的治疗与训练。

尿失禁的女性多伴有焦虑症状，尤其是急迫性尿失禁者。在

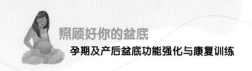

训练过程中，一定要放松，消除顾虑，并需要长期坚持，切不可锻炼几天后没看到效果，就灰心丧气，放弃训练，只有保持良好的心态及持之以恒进行训练才是最好的解决方式。

另外，很多产后女性在出现尿频、尿急时，首先想到的是减少饮水量，或增加如厕的次数来预防性排空膀胱，殊不知这样做的后果可使膀胱储尿量减少、膀胱收缩力量减弱、尿液浓度增高，导致高浓度尿液对膀胱进一步刺激，即使膀胱内的尿量不多，也会发送排尿信号，形成膀胱过度活动症。下面我们来看看什么是膀胱过度活动症。

三、你有膀胱过度活动症吗

膀胱过度活动症（overactive bladder，OAB）是以尿急为主要症状，常伴有尿频和夜尿增多（成人 24 小时排尿次数 ≥ 8 次，夜间排尿次数 ≥ 2 次），每次排尿量少于 200 毫升。约有 2/3OAB 患者是不发生尿失禁的，她们有尿频、尿急症状，但只要能及时如厕就不会发生尿失禁，被称为干性 OAB，如果出现尿失禁，就称为湿性 OAB，湿性 OAB 也是 OAB 中比较严重的一种类型。OAB 的发生常与神经疾病及损伤、膀胱出口梗阻、尿道支持组织薄弱、膀胱逼尿肌高活动性、膀胱高敏感等病理生理的改变有关。

对于产后女性，出现 OAB 主要因产后盆底肌筋膜张力增高，膀胱会快速且频繁地收缩，当膀胱容量达到 150～200 毫升或更少时就会出现强烈的排尿感觉，这种感觉是急迫的、痛苦的。

OAB 患者的自我评估与训练可参照急迫性尿失禁。同时，建议日常生活中减少 25% 的液体摄入量可以明显缓解症状，例如以往每天饮水量为 2 000 毫升，现应控制在 1 500 毫升左右，还应减少咖啡、茶水、软饮料的摄入。

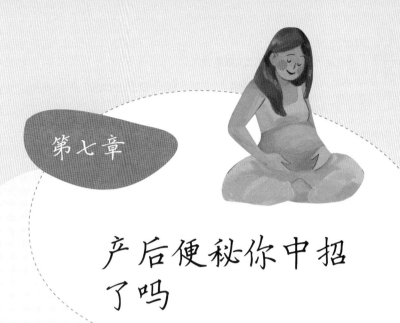

第七章

产后便秘你中招了吗

相信许多女性都有过产后排便困难的体验，因为女性在孕产过程中发生了特殊的生理改变而导致了便秘。

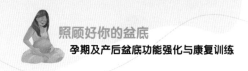
便秘通常是指排便困难或排便量明显减少、每周排便次数少于 3 次、排便费力、大便干结等症状（图 7-1）。

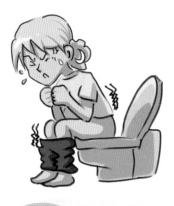

图 7-1　便秘的困扰

一、原因

1. 妊娠产生的影响

孕期女性体内激素水平的变化，孕激素及催乳素的增多，使胃肠蠕动减慢，导致便秘。随着胎儿的生长发育，不断增大的子宫会直接挤压肠道，使肠道受到的机械性压力越来越明显，对腹肌及盆底肌不断牵扯，导致腹肌与盆底肌松弛，收缩动力不足而引起便秘。另外，孕期家人的特别"关照"，孕妇活动量明显减少，整天坐着或躺着，使得蠕动能力减弱的胃肠对食物消化能力进一步下降，加重腹胀和便秘。

2. 分娩产生的影响

会阴侧切、撕裂伤、会阴水肿以及剖宫产的伤口增加了产妇如厕的心理压力，担心伤口疼痛或撑开缝线，不敢用力排便，甚至有Ⅲ度以上撕裂伤者会损伤肛门括约肌或直肠黏膜，更容易发生产后便秘。

3. 分娩后的影响

孕妇生产时大量出汗、体力大量消耗而身体虚弱，产后长时间卧床，活动量减少。为了增加乳汁的分泌，过食鸡、鱼、蛋等高蛋白食物和油腻的汤水，粗纤维食物摄入明显不足，肠道缺乏纤维素的刺激，使胃肠蠕动减弱，胃排空时间延长，胃内容物长时间在胃肠道内停留，使排便愈加困难。

4. 腹肌、盆底肌的运动控制障碍

由于怀孕和分娩使腹肌和盆底肌被极度牵拉，造成产后的腹肌无力甚至腹直肌分离，在排便时腹压降低使结肠向下传输功能减弱；怀孕和分娩的过程会造成盆底肌松弛无力或盆底神经损伤，加之激素水平的变化，造成盆底肌变性、萎缩，在排便时括约功能失调，最终发生排便动力不足，导致粪便过度滞留肠道内而发生便秘。

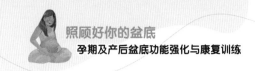
耻骨直肠肌

耻骨直肠肌是盆底肌中直接参与控制排便的重要肌肉之一（图 7-2），它围绕肛门直肠，形成肛直角，正常角度为 80°～90°，保持直肠处于关闭状态（图 7-2a）。有便意时，耻骨直肠肌就会放松，肛直角增大，完成排便动作（图 7-2b）。然而，当耻骨直肠肌出现了协调功能障碍或紧张痉挛时，肛直角变小，使粪便阻塞在肠道口导致排便困难、无力、排不尽而出现便秘。

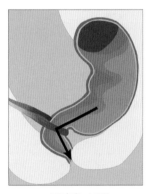
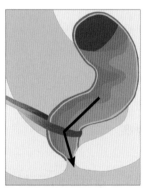

a. 肛直角 < 90°　　　　　　　b. 肛直角 > 90°

图 7-2　耻骨直肠肌控便状态

5. 情绪因素

新生命的到来让家庭充满着幸福，一家人沉浸在喜悦之中，全家人容易把精力都放在照顾宝宝上，却忽视了产妇的情感，产妇可能会因为虚弱、疲劳、生活不规律、长期在家而出现不同程度的焦虑、抑郁，而导致便秘。其实在孕期，增大的子宫对肠道的挤压，也容易引发焦虑、抑郁的情绪。

二、危害

便秘问题贯穿整个妊娠期直至产后，发生率高，危害严重。据有关调查显示，约 40% 的孕产妇在妊娠期和产后遭受便秘的困扰。便秘的危害主要表现在以下几方面。

1. 怀孕期间出现便秘可影响胎儿的生长发育，用力排便可引起腹痛、腹胀，严重者可导致肠梗阻，甚至早产，危及母婴安危，还可造成肛周血液回流不畅，很容易发生肛裂和痔疮。

2. 分娩时，堆积在肠管中的粪便妨碍胎儿下降，引起产程延长，甚至难产。

3. 产后发生便秘会过度增加腹压，不但容易引起疼痛，不利于伤口愈合，还加重对盆底肌的继发损伤，导致盆腔器官脱垂。

4. 孕产过程中胎头对盆底的肌肉筋膜组织长期施压和过度拉伸，会导致盆底功能障碍性疾病的发生，引起阴道前后壁膨出、子宫脱垂和 / 或直肠脱垂，可能会伴有尿频、尿不尽或大便

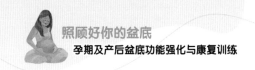
不畅的感觉，严重的盆腔器官脱垂可能直接引起梗阻型便秘。反之，如果在这种情况下再过度用力排便，又进一步加重阴道壁膨出或器官脱垂，形成恶性循环，严重影响产后女性的生活质量。

三、自我评估

便秘是孕产妇经常发生的一种临床症状，而不是一种疾病，主要表现为排便次数减少、排便量减少、粪便干结、排便费力。按照医学标准，1 周少于 3 次，一次需耗时 30 分钟以上为不正常如厕，可被定义为便秘。

四、日常生活指导

产后女性出现便秘时，必须引起高度重视，养成良好的生活习惯，尽早采取积极的干预方法，必要时到医院进行专业的盆底康复治疗。

1. 良好的饮食习惯

体内长期缺水会使肠道内容物变得干结，加重便秘，所以要多补充水分，不要感到口渴时才喝水，建议每天摄入的液体总量为 1 500 ~ 2 000 毫升，增加液体摄入还有利于哺乳期妈妈母乳的分泌。

合理搭配饮食，增加膳食纤维的摄入，如豆类、坚果、全麦、新鲜水果和蔬菜，推荐每日纤维摄入的标准量是 25～30g。酸奶也可以促进肠道益生菌的生长，对食物的消化非常重要。

2. 良好的排便习惯

根据中医传统医学理论，早上 5：00—7：00 是大肠经最活跃的时候，这个时间较容易排便，也顺应人体气血运行的规律，有利于培养自己排便的生物钟，养成定时排便的习惯。

便秘最忌讳的就是有了便意却要忍，粪便在肠道内继续堆积，水分被吸收，就会造成便秘，所以在任何时候有便意请立即排便。

宝妈时间宝贵，常常利用上厕所的时候刷手机，习惯长时间坐在马桶上，给盆底带来长时间的压迫，不但影响正常排泄、造成便秘，还会伤害盆底肌，所以排便时一定要专心，时间宜控制在 10 分钟之内。

3. 合理的运动习惯

传统坐月子常让产妇多卧床休息，其实是不利于产后

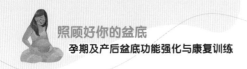
身体恢复的。长期卧床，缺乏运动，肠蠕动缓慢，极易发生便秘。应鼓励产妇分娩后在身体状态允许的情况下尽早下床活动，逐渐恢复体力和肌肉力量，或顺时针按摩腹部，促进胃肠蠕动（图 7-3）。

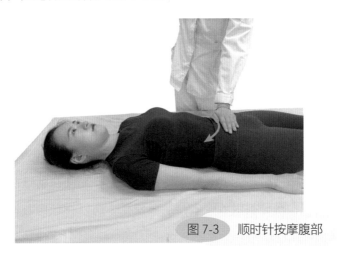

图 7-3　顺时针按摩腹部

4. 保持乐观的情绪

作息规律，保证睡眠质量，多与家人沟通，适当排解压力，保持乐观、开朗的良好情绪，以利于气血运行，使排便通畅。

5. 排便方式指导

正确的排便方式，可以让盆底放松，也能让肠道运动向"正确的方向"进行，同时让膈肌参与辅助。现在家居大多是马桶坐便，如何科学坐马桶才更利于排便呢？

坐马桶排便姿势：在脚下放一个脚踏凳，抬高双脚，使膝关节高于髋部，这样就可以让髋部处于蹲坐状态，使盆底的肌肉放松下来，即加大了肛直角的角度，有利于排便，再配合腹式呼吸，但不可用力挤压腹部。一般脚踏凳高度在 20 厘米左右（图 7-4）。

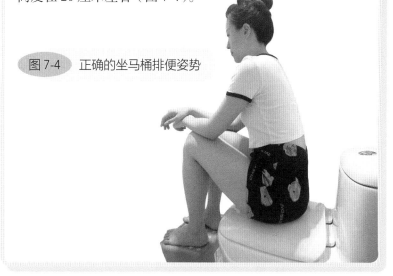

图 7-4　正确的坐马桶排便姿势

五、自我康复训练

许多产妇在分娩后的几个月内都会有便秘问题，其中出现排便困难者大多数都存在盆底感觉功能缺失、无法感知盆底肌的位

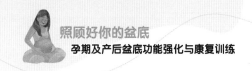

置和收缩方式的问题。但因为传统观念的束缚、现代盆底康复知识宣教的缺失，许多女性都没能意识到这是盆底受损的症状，往往错过了最佳的康复时机。其实，产后出现便秘可以通过盆底肌的收缩、放松训练得到适当的改善，具体训练方式如下。

1. 腹式呼吸 +Kegel 训练

（1）**训练体位：**仰卧位，双手放在腹部两侧，或一手放在胸部一手放在腹部，以感受腹式呼吸的节奏。双腿屈曲，双脚平放于床面。全身放松，先轻抬尾骨，再缓慢将臀部朝天花板方向抬起，再轻轻放下，让腰椎更好地与床垫贴合。

（2）**训练动作：**吸气时腹部膨隆，以肚脐为轴心，腹部的肌肉和筋膜朝天花板方向发力，盆底肌向两侧舒展放松，维持 3 ~ 5 秒；呼气时腹部内收，腹部的肌肉和筋膜从四面八方向肚脐方向靠拢，并向腰椎靠近，同时盆底肌从左右两侧向中间并向肚脐方向收缩，保持 3 ~ 5 秒；如此收缩、放松，反复进行。逐渐延长收缩保持时间至 5 ~ 10 秒，10 ~ 15 分 / 组，做 2 ~ 3 组 / 日（图 7-5）。

（3）**注意事项：**训练前排空膀胱，深呼吸几次，保持全身放松。吸气时盆底肌应向两侧舒展放松而不是往下坠，吸气末端不要吸到极致，以免加重产后盆底的负担。

呼气时盆底肌配合向内收缩，但不是最大程度地收缩，以免加重盆底肌的缺血、缺氧。同时，盆底肌收缩时要避免臀部、腿部肌肉收缩代偿。对于盆底肌紧张、大便干燥难排者，注重吸气时充分放松盆底肌；对于盆底肌松弛、排便无力者，注重呼气时收缩盆底肌以激活盆底肌。

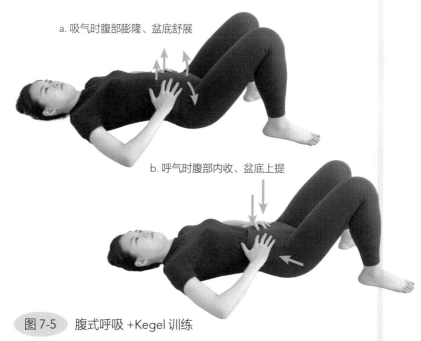

a. 吸气时腹部膨隆、盆底舒展

b. 呼气时腹部内收、盆底上提

图 7-5　腹式呼吸 +Kegel 训练

　　若训练后盆底有酸胀、疲劳感，可采用趴着放松的方式来缓解，同时此种方法对肌张力过高的产妇也很有帮助。

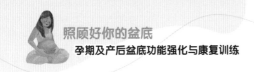

2. 俯卧放松法

床上或瑜伽垫上皆可，俯卧位，在额头处垫一块折叠起来的毛巾，趴着休息 5 ~ 10 分钟（图 7-6）。

通过以上日常生活方式干预和自我训练，相信您便秘的状况会得到明显的改善。当然，对于便秘较严重者，可到医院进行专业的康复治疗，如采用经皮神经电刺激、生物反馈训练以及盆底肌筋膜治疗等，均有较好的疗效。如上述方法仍不能缓解便秘症状，还可在医师的指导下进行局部用药（如开塞露、中草药灌肠）以及针灸等方法治疗。

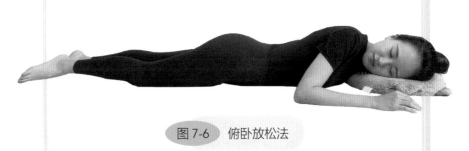

图 7-6 俯卧放松法

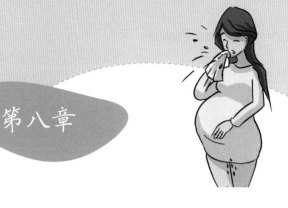

第八章

"性"好有你

　　在传统观念的影响下，人们对性的认知度较低，尤其是女性很少谈论"性"这个话题，即便出现性功能障碍也讳疾忌医，甚至在忍耐中自卑进而抑郁。

　　给大家分享一位宝妈的真实经历，这位女性二胎顺产，没有侧切，仅仅是 I 度撕裂伤，产后的 2 年半里一直性生活不和谐，一说要"啪啪"，如临大敌，为何如此恐惧？原因是疼痛，难以忍受的疼痛——插入痛、过程痛、结束痛；且性生活结束后还会出现尿急、尿不尽、尿痛。宝妈与

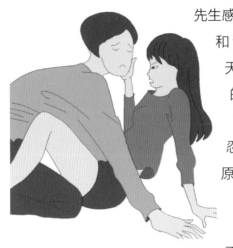

图8-1　拒绝性生活

先生感情很好，但是"啪啪"不和谐（图8-1）。直到有一天，先生对宝妈说："亲爱的，你要不要去看看这个'毛病'？我不知道我可以忍多久？"宝妈这才发现，原来"啪啪"在生活中如此重要，甚至可能影响夫妻感情，这才来就医。这不是个例，因为从古至今大家都谈性色变，认为性是羞涩的、难以启齿的……

在产后康复中，这样的案例还有很多。一位产后20个月的宝妈，自从婚后有性生活以来一直存在性交痛，每次老公有需求时，她都会极度恐惧，总是找各种理由（肚子疼、太累了……）拒绝老公，月经期是她最快乐和踏实的日子。生完宝宝后的20个月里，仅有的一次夫妻生活仍旧疼痛难忍，不得不中途停止，于是小夫妻俩长期分房而居。我问她："老公有想法怎么办？"回答我："我不管了，我不疼就行。"这种无性的婚姻真的非常令人担忧！令我痛心的是，这位宝妈结婚7年以来始终有性交痛，性生活频率极低，却从未就诊，这次还是因为膀胱过度活动症（尿频、尿急，夜尿高达7次）才来寻求治疗的，而她产后第

1天就开始尿潴留，一直持续到来就诊。

以上的案例大家看了不知有什么感受？两位宝妈还算及时就医，不仅治疗了身体疾患，同时还挽救了家庭。马斯洛需要层次论中把性和吃饭、睡觉看得一样重要，等同于生理需求。如何掌握自己的"性"福？让我们一起来学习与性相关的科学知识吧！

一、性反应和性反应周期

性的认知度对女性性功能和性反应起着决定性作用，但受到社会环境的影响，人们已经形成惯性思维，一提到性这个话题首先想到的是男性，其实性也是女性的重要生理功能和需求。今天我们就探讨一下女性性功能，向着"性"福出发吧！

女性性功能是指女性对性刺激的应答能力，即对恰当的性刺激做出适宜的身心反应，而每个人的性反应和反应周期均不同，多因生理、心理和社会环境等因素的影响而表现各异。

（一）性反应

性反应是指人体受到性刺激后，身体上出现的可以感觉到、观察到、并能测量到的变化，这种变化可以发生于生殖器官和身体的其他部位。

（二）性反应周期

在性反应过程中，女性性欲因性刺激而被唤起，进而发生性

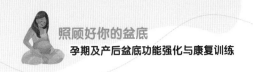
兴奋，当性兴奋积蓄到一定强度，即可达到性高潮，释放性能量，出现行为、生理及心理的阶段性变化模式和周期性变化，双方顺利地完成性交，并从中获得愉悦与满足，体验一个完整的性反应周期。性反应周期通常划分为性欲期、性兴奋期、性持续期、性高潮期和性消退期五个时期。

1. 性欲期

是心理上受到性刺激后对性的渴望阶段，此期以性幻想和性渴望为特征，只有心理变化，而无明显生理变化。

2. 性兴奋期

是性欲被唤起后，身体开始出现的性紧张阶段。通常女性对触觉和精神刺激更加敏感，表现为生殖器充血，尤以阴道润滑为首要特征，一般在性刺激 10～30 秒后，分泌液从阴道壁渗出，使阴道润滑、阴道长度增加、阴蒂肿大凸出、乳房肿胀和乳头勃起、心率加快、血压轻度上升、呼吸略有加快及肌肉紧张等，心理上对性渴望更加明显。

3. 性持续期

性兴奋不断积聚、性紧张持续稳定在较高水平阶段。此期生殖器充血更加明显，阴蒂勃起，阴道更加润滑，全身肌肉紧张明显并出现部分肌强直，胸前和颈部皮肤出现性红晕，心理上进入兴奋和激动状态。

4. 性高潮期

在性持续期的基础上，迅速发生身心极度快感的阶段，是性反应周期中最关键、最短暂的阶段。

有些女性不知道怎样识别自己的性反应周期以及是否达到性高潮？有人将性兴奋误以为是性高潮。其实处于性高潮时有许多明显的特征：伴随着性高潮的到来，女性盆底肌肉会发生明显的剧烈、有力而令人愉悦的收缩，对方会感到强烈的对阴茎的紧致包裹感，这种收缩一般为 3～12 次，由强到弱逐渐消失，子宫通常也发生收缩，同时伴面部扭曲或身体扭动、全身痉挛样收缩、呻吟、出汗以及神志飘然，全身多处出现性红晕，乳头勃起，呼吸、心率加快，使逐渐积累的性紧张迅速释放，同时带来极度的愉悦和快感（图8-2）。

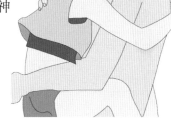

图 8-2 　性高潮

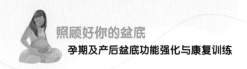

5. 性消退期

在性高潮后，性紧张会逐渐松弛，并恢复到性唤起前状态。此期乳房肿胀、生殖器充血肿胀消退，全身肌张力恢复正常，心率、呼吸、血压都恢复平稳，感觉舒畅，心理满足。

女性的性消退期与男性（存在不应期）不同，具有连续性高潮的能力，可以出现多次性兴奋和性高潮。

通过了解性反应周期，我们好像经历了一次"性"福之旅，不是吗？！如果此时你的身体里已经涌动着对性的冲动，那么恭喜您是一位拥有较高性能量的人（图8-3）！

当然，在性活动过程中，各周期的性反应因人而异，顺序有可能相互重叠、反复或缺失等。例如，性活动刚开始时可能没有性欲，但随着性活动的进行，性欲和兴奋逐渐被唤起；有的女性达到主观满意可能不需要经历所有性反应周期，或对性

图 8-3　充满性能量的人

知识缺失，根本不知道还有性高潮阶段。性活动的顺利完成受个人心理、生理、肌肉、神经以及认知、情感等多方面因素的影响，如果任何一个环节出现问题，都可能会导致性功能障碍的发生，到底怎样的表现属于性功能障碍呢？

二、女性性功能障碍

女性性功能障碍是指女性个体在性反应周期中的一个或几个阶段发生障碍，或者出现与性交有关的疼痛，不能参与或不能达到所预期的性生理反应和性快感，或不只存在一种性功能障碍，引起个人痛苦。性功能障碍主要包括性欲障碍、性唤起障碍、性高潮障碍、性交疼痛障碍等四种类型。研究表明，女性在孕前性交痛的发生率为 1%～38%，而产后发生率高达 49%～83%，初产妇产后发生率高达 70.6%，会阴侧切术及会阴裂伤妇女的性高潮及性生活满意度较低，性交痛发生率较高，而有尿失禁症状者阴道缺失润滑和性交痛的发生率比正常人高 4～7 倍，这究竟是为什么呢？

女性在怀孕前就存在性功能障碍是产后发生性功能障碍的重要影响因素之一，而经历过妊娠和分娩的女性，盆底肌肉、血管与神经因长期被压迫、牵拉而受到损伤，导致阴道松弛，盆底肌

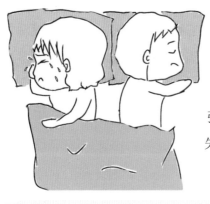

图 8-4　性功能障碍造成家庭的不和谐

肉收缩能力降低，感觉与协调功能障碍。通常情况下，当盆底肌肉张力低下时，表现为阴道松弛无力，或感觉障碍缺失，易出现性欲低下或性高潮缺失；相反，当盆底肌肉张力增高时，表现为阴道紧张痉挛，易出现性交疼痛。因此，产后性功能障碍作为常见的盆底功能障碍性疾病，已经成为严重影响女性健康、生活质量及家庭和谐的公共卫生问题，日益引起人们的重视（图 8-4）。

（一）性欲障碍

性欲障碍指持续或间断发生的性幻想和性欲望低下 / 缺乏，被动性生活，害怕或拒绝伴侣的性接触，常影响夫妻间的感情，分为性欲减退和性厌恶。性欲减退是持久的或经常发生的性欲望缺乏或接受性活动的欲望不足；性厌恶是指持续或反复恐惧、厌恶、回避与性伴侣的性器官接触，二者均可引起个人痛苦，影响夫妻关系。

（二）性唤起障碍

性唤起障碍是指持续和反复不能达到或维持充分的性兴奋，引起个人痛苦，可能表现为主观性兴奋的缺乏，生殖器（润滑／肿胀）或其他躯体反应缺乏，导致痛苦或人际关系困难。主要特点是对性刺激完全无反应，或缺乏性快感和性满足，没有性兴奋所引起的生理反应，也没有生理上的欣快感，表现为阴道的润滑不足、干涩，阴蒂及阴唇的敏感性下降、充血降低，阴道松弛等。

（三）性高潮障碍

性高潮障碍是指在性活动时虽受到足够强度和时间的有效性刺激，并出现正常的性兴奋期反应，但仍然持续或反复发生性高潮困难、延迟或缺乏，导致显著的沮丧或人际关系困难，发生率为 3.4%～5.8%。

（四）性交疼痛障碍

性交疼痛障碍是指性交时由于阴茎向阴道内插入或在阴道内抽动或在性交后，出现经常的或反复的外阴、阴道局部或下腹部轻重不等的疼痛。也就是说性交疼痛可能发生在性交开始触碰外阴时，或阴茎插入时引发阴道壁疼痛，或性交过程中阴茎抽动引发疼痛，也可能在性交结束后疼痛仍持续一段时间。剖宫产、阴道助产、会阴切开术和会阴撕裂伤等造成的创伤常会增加产后插入障碍或生殖器、盆腔疼痛。

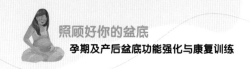

（五）原因剖析

不同类型的性功能障碍发生机制不同，其诱发因素也有所不同，下面我们分别进行剖析。

1. 性欲、性唤起和性高潮障碍的发生原因

（1）因产后身体功能未完全恢复，加上白天、晚上带娃，睡眠不足，或为婴儿哺乳消耗大量的能量，自觉身体虚弱乏力、体力欠佳而影响性欲，或性生活时处于被动状态。

（2）经历怀孕与分娩后的女性，产后盆底肌肉筋膜或神经功能受到不同程度的损伤，出现阴道松弛或感觉缺失，不再有孕前的紧致，不敢面对老公，担心老公有"看法"，或产后首次性生活体验不佳，对性的需求消极或恐惧，甚至出现盆底功能障碍性疾病（如漏尿、盆腔脏器下垂等），害怕性生活时发生漏尿、阴吹等尴尬场面。

（3）情绪：产后抑郁、焦虑、羞怯、自卑等不良情绪可减少生殖器的血流量，使阴道润滑不足，导致性欲或性反应的缺失。

（4）性知识缺乏：女性长期受封建传统观念的影响，性欲被压抑，对性生活排斥。没有性高潮的概念，或双方均欠缺诱导性高潮的性爱技巧。

（5）缺少前戏：爱抚、性刺激不足或负面评价时，会影响性唤起。女方性唤起较男方延迟，事先爱抚不足是造成女方性唤起不足最常见的男方原因。通常女性的性高潮要比男性性反应慢得多，并受到刺激强度、方式、时间、场合、情绪以及性观念和认知度等多种因素的影响。

（6）夫妻关系：因家庭琐事导致夫妻关系紧张影响性欲，然而你侬我侬、恩爱融洽的夫妻关系会让性欲更旺盛。

（7）外部环境会严重影响性欲，如居住条件差、生活和工作压力较大等。如与长辈、孩子同住时，性生活过程中小心翼翼和情绪压抑都会影响女性的性反应，导致性高潮困难。

（8）肥胖：产后肥胖可导致激素水平紊乱，从而影响性欲。

（9）运动训练：产后缺乏运动和体力不佳会严重影响性欲和性生活的频率。

（10）饮食方式：营养不足或饮食结构不合理会影响性欲，对食物苛刻的人与对食物随性的人相比，性欲相对较低。

（11）便秘：产后慢性便秘可能会导致性欲降低。

（12）男性的性功能障碍、不敏感或性知识缺乏，如勃

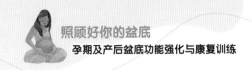
起障碍或性技巧缺乏，会对女性的心理和性功能造成负面影响。

2. 性交疼痛障碍的发生原因

（1）由于妊娠和分娩时盆底组织受压和过度牵拉，阻碍盆底组织的血供，导致盆底组织缺氧，而释放大量的内源性致痛物质，出现盆底肌筋膜张力增高，性交时刺激盆底激痛点引起牵涉痛，或侧切伤口、会阴裂伤未完全愈合或瘢痕粘连，出现疼痛。

（2）产后初期，由于产后激素水平的改变，阴道黏膜薄弱，或产后身体疲惫，在没有性欲的情况下勉强性交，阴道缺乏足够的润滑液而干涩，阴茎强行插入就会出现阴道痉挛疼痛。

（3）性知识和性技巧缺乏，男方性交动作粗暴，用力过猛。如阴茎插入太快、太深，冲击或挤压阴道或子宫颈，使女方的腹压瞬间增高，盆腔内脏器（子宫、膀胱、肠道等）受到牵张刺激，引发盆腔或腹腔的深部疼痛。

（4）心理因素：产后对恢复性生活存在恐惧心理，对性反感或厌恶，夫妻双方缺乏沟通交流，关系不和谐，童年或青春期有过性虐待史等，产生不良的性交疼痛预感，进而出现阴道痉挛性疼痛。

（5）由细菌、霉菌或滴虫感染导致的阴道炎或外阴炎等，局部出现不同程度的充血、肿胀或烧灼样疼痛，此时性交会引起更加剧烈的疼痛。

（6）有些女性对男性的精液或避孕套过敏，可引起性交时下腹部疼痛，可伴有外阴或阴道瘙痒、烧灼、水肿、红斑等症状。

（7）生殖器官和周围器官的器质性病变。如阴道痉挛、生殖器官生理性萎缩会导致性交困难和疼痛，子宫内膜异位症患者易发生深部性交疼痛，间质性膀胱炎会伴有性欲低下和性唤起困难，宫颈炎或子宫内膜炎、盆腔炎、附件炎或盆腔瘀血等易出现性交后腹部疼痛等。

三、自我评估

女性性功能指数量表（FSFI）是美国罗格斯大学罗伯特·伍德·约翰逊医学院的心理学博士 Rosen R. 等于 2000 年编制，简便、实用，是目前国际上最常用的筛查性功能自评量表（表8-1），建议女性产后可以自行做一次性功能状态的初筛。

表 8-1　女性性功能指数量表（FSFI）

每个问题只能选择一个选项，选项的前方标记数字为评分。

问题 1：在近 4 周里您感到有性欲望或对异性有性兴趣的频率如何？
　　　 5= 总是有或几乎总是
　　　 4= 大多数时候（超过一半的时间）
　　　 3= 有时（大约一半的时间）
　　　 2= 较少（不到一半的时间）
　　　 1= 几乎没有或没有

问题 2：在近 4 周里，您怎样评价您的性欲望或性兴趣的等级或水平？
　　　 5= 非常高
　　　 4= 高
　　　 3= 中等
　　　 2= 低
　　　 1= 很低或没有

问题 3：在近 4 周里，在性行为或性交时，您感受到性唤起（性兴奋）的频率如何？
　　　 5= 总是能够或几乎总是
　　　 4= 大多数时候（超过一半的时间）
　　　 3= 有时（大约一半的时间）
　　　 2= 较少（不到一半的时间）
　　　 1= 几乎没有或没有
　　　 0= 没有性行为

问题 4：在近 4 周里，您在性行为或性交时性唤起（性兴奋）的程度（或水平）如何？
　　　 5= 非常高
　　　 4= 高
　　　 3= 中等
　　　 2= 低

续表

每个问题只能选择一个选项,选项的前方标记数字为评分。

1= 很低或几乎没有

0= 没有性行为

问题 5 :在近 4 周里,您在性行为或性交时对性唤起(性兴奋)有足够的自信吗?

5= 非常自信

4= 高度自信

3= 中度自信

2= 低度自信

1= 非常低或没有自信

0= 没有性行为

问题 6 :在近 4 周里,您在性行为或性交时有多少次对性唤起(性兴奋)感到满意?

5= 总是或几乎总是

4= 大多数时候(超过一半的次数)

3= 有时(大约一半的次数)

2= 较少(不到一半的次数)

1= 几乎没有或没有

0= 没有性行为

问题 7 :在近 4 周里,在性行为或性交时您经常感到阴道湿润吗?

5= 总是或几乎总是

4= 大多数时候(超过一半的次数)

3= 有时(大约一半的次数)

2= 较少(不到一半的次数)

1= 几乎没有或没有

0= 没有性行为

问题 8 :在近 4 周里,您在性行为或性交时阴道湿润的困难程度?

0= 没有性行为

1= 极度困难或根本不能

> 每个问题只能选择一个选项,选项的前方标记数字为评分。

2= 非常困难

3= 困难

4= 稍有困难

5= 没有困难

问题 9 : 近 4 周来,在性行为或性交过程中,有多少时候您觉得能够保持阴道润滑一直到性活动结束?

5= 总是或几乎总是能

4= 大多数时候(超过一半的次数)

3= 有时(大约一半的次数)

2= 较少(不到一半的次数)

1= 几乎没有或没有

0= 没有性行为

问题 10 : 在近 4 周里,您维持阴道润滑一直到性行为或性交结束的困难程度如何?

0= 没有性行为

1= 极度困难或根本不能

2= 非常困难

3= 困难

4= 稍有困难

5= 没有困难

问题 11 : 在近 4 周里,当您受到性刺激或性交时,达到性高潮的频率有多少?

5= 总是或几乎总是能达到

4= 大多数时候(超过一半的次数)

3= 有时(大约一半的次数)

2= 较少(不到一半的次数)

1= 几乎不能或不能

0= 没有性行为

续表

每个问题只能选择一个选项,选项的前方标记数字为评分。

问题 12 : 近 4 周来,您在性刺激或性交时,达到性高潮的困难程度如何?

0= 没有性行为

1= 极度困难或根本不能

2= 非常困难

3= 困难

4= 稍有困难

5= 没有困难

问题 13 : 近 4 周来,您对您在性行为或性交时达到性高潮的能力满意吗?

5= 非常满意

4= 比较满意

3= 满意和不满各占一半

2= 不满意

1= 非常不满意

0= 没有性行为

问题 14 : 近 4 周来,在性生活过程中您与丈夫 / 性伴侣的感情亲密度、满意程度怎么样?

5= 非常满意

4= 比较满意

3= 满意和不满各占一半

2= 不满意

1= 非常不满意

0= 没有性行为

问题 15 : 近 4 周来,您对您和丈夫 / 性伴侣的性关系满意吗?

5= 非常满意

4= 比较满意

3= 满意和不满各占一半

2= 不满意

1= 非常不满意

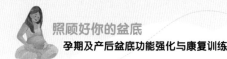

续表

每个问题只能选择一个选项,选项的前方标记数字为评分。

问题 16 :近 4 周来,您对性生活的整体满意度如何?

    5= 非常满意

    4= 比较满意

    3= 满意和不满各占一半

    2= 不满意

    1= 非常不满意

问题 17 :近 4 周来,在阴茎插入阴道时,有多少次您感到阴道不适或疼痛?

    0= 没有尝试性交

    1= 总是或几乎总是

    2= 大多数时候(超过一半的次数)

    3= 有时(大约一半的次数)

    4= 较少(不到一半的次数)

    5= 几乎没有或没有

问题 18 :近 4 周来,您在阴茎插入阴道后感觉阴道不适或疼痛的频率?

    0= 没有尝试性交

    1= 总是或几乎总是

    2= 大多数时候(超过一半的次数)

    3= 有时(大约一半的次数)

    4= 较少(不到一半的次数)

    5= 几乎没有或没有

问题 19 :近 4 周来,您在阴茎插入过程中或结束后感到阴道不舒服或疼痛的程度如何?

    0= 没有尝试性交

    1= 非常严重

    2= 比较严重

    3= 中度

    4= 低

    5= 非常低或没有

该量表共 19 个问题，包括性欲望（问题 1～2）、主观性唤起能力（问题 3～6）、性活动时阴道湿润程度（问题 7～10）、性高潮（问题 11～13）、性生活满意度（问题 14～16）、性交痛（问题 17～19）6 个维度。其中问题 1、2、15、16 评分为 1～5 分，其他 15 个问题评分为 0～5 分。0 分表示无性生活或没有尝试性交，1 分表示该问题中有关性功能或性生活满意与舒适度最低，5 分表示该问题中有关性功能或性生活满意与舒适度最高。FSFI 各个维度（共 6 个）的评分与总评分计算方法如下（表 8-2）：对每一个维度而言，每个问题的得分总和与该维度的系数，相乘得出该维度的得分，如果得分为 0，说明在近 4 周内无性行为或性生活。6 个维度的得分相加得出总评分。你快来自测一下吧！

表 8-2　FSFI 各维度分值计算方法

调查领域	问题序号	得分范围	系数	最低得分	最高得分	合计得分
性欲望	1、2	1～5	0.6	1.2	6	
主观性唤起能力	3、4、5、6	0～5	0.3	0	6	
性活动时阴道润滑性	7、8、9、10	0～5	0.3	0	6	
性高潮	11、12、13	0～5	0.4	0	6	
性生活满意度	14、15、16	0/1～5	0.4	0.8	6	
性交痛	17、18、19	0～5	0.4	0	6	
总分				2.0	36	

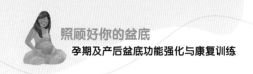
四、自我康复干预

性健康关乎女性一生的健康和幸福，夫妻性生活更是营造和谐美满家庭环境的润滑剂，女性产后一旦出现性功能障碍问题就要积极地进行针对性的调节和治疗，同时更应注重运动和情绪管理，如有规律的有氧运动可以增强性活动耐力，调节情绪让自己放松，有助于专注性体验，获得更满意的性唤醒和性高潮。

（一）性欲望、性唤起和性高潮障碍的干预

1. 合理安排日常生活，尽量保证睡眠质量

丈夫应多体贴、关心产后恢复中并日夜带娃的妻子，尽量帮助分担家务，在期待妻子对自己的性要求做出反应前，应考虑对方的身体状态。

2. 学习性知识、改变性观念

性是人类正常的生理反应行为，也是夫妻之间爱意表达与情感升华的交流方式。夫妻双方共同学习性知识，适当了解生殖系统功能结构、正常性反应和性反应周期过程，认识性高潮是夫妻双方性交活动中令人身心愉悦和获得快感的重要反应阶段，是享受爱与肉体结合的满足感的过程，夫妻感情融洽，家庭更加和谐美满。

3. 调整心理

性渴望是人类正常的生理需求，也是夫妻之间纯洁、高尚的情感交流方式，要摒弃封建保守的观念，解除顾虑，正确表达性欲和性释放。夫妻双方应保持良好的情感交流，互相包容、鼓励和肯定，女方要试图表达自己的性偏好，主动交流性体验和性需求，使双方的性满意程度不断提高，共同营造性感、暧昧的温馨环境，尽情体验"性"福生活。

4. 行为诱导

在性生活过程中，性交的发起、性交时间的长短、事前爱抚等大多是由男方主导的，女方因羞怯或疲劳等原因通常是被动的。男方性欲和性冲动来得快，甚至一开始就很强烈，有性需求时就想立即性交。而女方性欲出现相对较慢，需要足够的性刺激和诱导来唤起性欲，如拥抱、亲吻、抚摸乳房、会阴、阴蒂等敏感部位，当性兴奋被唤起时，阴道内会分泌大量的液体，阴道内变得润滑，为阴茎插入做好准备。

5. 性感集中训练，培养性能量

对于性欲低下的女性，可适当利用情境图像与自我抚

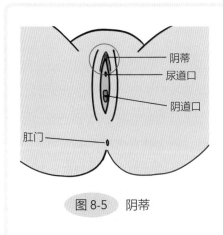

阴蒂
尿道口
阴道口
肛门

图 8-5　阴蒂

摸刺激敏感区域来激发性欲望或性幻想，如刺激阴蒂（图 8-5）或 G点（在阴道内前壁距阴道口 1～2 厘米的位置），获得初次性高潮的体验和快感，再运用到夫妻性交实践中。

6. 时间、地点的选择也是决定性唤起的一个关键因素

性生活尽可能选在女方身心愉快之时和私密、浪漫的环境中进行。

7. 提升性爱技巧，变换性交体式

和谐的性生活，需要夫妻双方不断学习和配合，不同的体式对阴道会产生不同的刺激，选择正确的性交姿势，不但可以增加"性"趣，还可以高潮迭起。如阴茎的回转运动有助于阴茎根部对阴道口的刺激，连续性的抽动和对阴蒂的挤压刺激，可以对女性形成集中性刺激，男上女下位往往对阴蒂有间接刺激，后入式对 G 点产生强烈刺激，因此选择最优

的性爱技巧和体位,通过对阴蒂或 G 点等部位进行有效的强刺激,激发双方产生最大性兴奋,达到性高潮。

注意:女方产后有腰痛时,可选择侧入式或后入式,最好选择女方膝胸卧位,男方采用手膝支撑、跪位或站立的体位,避免把整个体重压在女方身上。

8. 事后温存(后戏)

即性高潮后对女性的安抚过程,可以是简短的亲吻、抚摸,以延续性高潮的满足感和幸福感。如果女性没有达到性满足或性高潮时,可以继续通过刺激阴蒂帮助女性达到阴蒂型性高潮,或通过耳边私语、多情拥抱与亲吻,帮助女方在性生活过程中虽未能达到性高潮而获得最大程度的性满足。

9. 寻求专业帮助

女性性兴奋和性高潮反应有明显的个体差异,有人强烈,有人微弱,有人则从未体验过性高潮。如果性兴奋和性高潮困难,建议您寻求盆底康复专家进行诊治,由盆底康复治疗师进行盆底肌筋膜手法治疗和生物反馈治疗,或遵医嘱使用药物治疗。

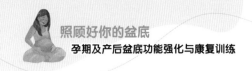
（二）性交疼痛的干预

当性交出现疼痛时，女方表现为害怕、逃避性生活，对性生活产生抗拒心理，而长期的心理紧张和恐惧等负面情绪，进一步加重盆底肌的紧张，加重性交疼痛，导致恶性循环。因此，对性交疼痛早期干预极为重要。

1. 夫妻双方接受性常识教育。女性产后 42 天至 3 个月左右，恶露已经干净，身心状态、生殖器官功能和激素水平逐渐恢复，可尝试恢复性生活。在初次恢复性生活时，男方做好性交前期的亲昵行为和抚摸女方敏感部位，激发女方的性欲，以达到最大程度的性唤起。前戏做得越充分，女性阴道内分泌的液体越多，阴道内润滑越充分，阴茎插入越容易。因此，产后第一次性生活在插入时动作一定要温柔、缓慢，性交时尽量减少提插动作，多以轻柔的回转运动来加强对阴蒂和阴道壁的刺激。

2. 消除紧张情绪和恐惧心理，保持夫妻关系和谐。美满性爱需要夫妻双方共同努力，相互理解、鼓励、肯定和默契配合是十分必要的。

3. 夫妻双方要多交流性感受和性需求，提高性技巧，选取不易引起疼痛的性交体位。

4. 有会阴侧切或撕裂伤者，待完全愈合后再进行性生活，如由炎症或器质性病变引起的疼痛，需到医院进行诊治，寻求专科医生或康复治疗师的帮助。

5. 必要时请专业的盆底康复治疗师对盆底肌筋膜激痛点进

行松解治疗，或进行盆底肌电刺激与生物反馈治疗。

（三）阴道口闭合不全危害多

在产后盆底康复治疗中，我们发现许多产后女性存在分娩后阴道口闭合不全、性交时阴茎刺激感觉缺失等问题，需要引起重视！

许多女性在分娩的过程中盆底肌肉被过度拉伸，阴道口周围的肌肉松弛或萎缩，阴裂口增宽，导致阴道口长期处于开放状态，甚至部分阴道腔暴露于外。这是因为孕产过程导致尿道—阴道括约肌松弛，而不能将阴道口闭合，长期阴道口闭合不全，极易发生逆行感染，造成慢性阴道炎或盆腔炎的反复发作和持久不愈，危害极大（图 8-6）。

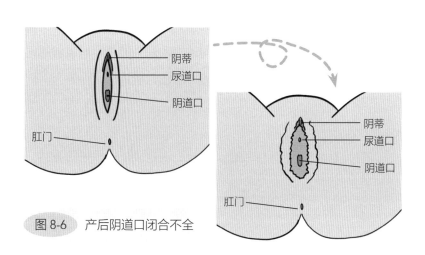

阴蒂
尿道口
阴道口
肛门

阴蒂
尿道口
阴道口
肛门

图 8-6 产后阴道口闭合不全

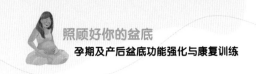
因此，产后 42 天要及时进行盆底功能筛查，早期评估会阴体功能状态，如有外阴松弛萎缩以及阴道口闭合不全，应尽早寻求康复治疗师的帮助，进行本体感觉和运动控制训练。

五、康复治疗方法

如果障碍程度较重，严重困扰家庭生活，就不要再羞于启齿，应尽早寻求医学康复治疗，通过盆底治疗和训练，使盆底组织供血更充分，提高神经传导效率，增强盆底肌肉力量，使阴道变得紧致而富有弹性，对性刺激更加敏感，提升夫妻性生活的幸福指数！常采用的治疗方法包括以下几方面。

（一）盆底肌筋膜手法治疗

对于盆底肌松弛者，通过能量技术激活盆底功能，赋予盆底能量，以提高盆底肌肌力和感觉运动控制；对于盆底肌张力增高者，通过松解肌筋膜，增加组织间的滑动性，使痉挛短缩的肌肉舒展，恢复血液供应，减轻疼痛的敏感性，缓解性交疼痛。

（二）行为疗法

通过解压管理、呼吸放松、冥想、渐进式肌肉放松等方式，缓解紧张的情绪，以保持良好的身心状态。

（三）经皮电刺激治疗

利用经皮电刺激治疗盆底功能障碍，可以缓解盆底肌的紧张状态，增强盆底肌肉力量，使盆底肌筋膜功能处于平衡协调状态。

（四）生物反馈治疗

应用现代科学技术，将人们正常意识不到的身体生物信号，转变为可以被人察觉到的信号，如在视觉、听觉信号引导的情境下，进行盆底肌的主动收缩和放松训练。

（五）盆底肌家庭训练

适当运动有助于放松盆底肌群，增强盆底肌肉力量和运动控制能力，增加盆底肌的感觉输入和敏感度，提升阴道紧致与包裹感，提高"性"福指数。下面介绍几种常用的训练方法。

1. 腹式呼吸 +Kegel 训练

（1）训练体位： 仰卧位，双手放在腹部两侧，双腿屈曲，双脚平放于床面。全身放松，先轻抬尾骨，再缓慢将臀部朝天花板方向抬起，再轻轻放下，让腰椎更好地与床面贴合。

（2）训练动作： 吸气时腹部膨隆，以肚脐为轴心，腹部的肌肉和筋膜朝天花板方向发力，盆底肌向两侧舒展放松，维持 3 ~ 5 秒；呼气时腹部内收，腹部的肌肉和筋膜从四面八方向肚脐靠拢，并向腰椎靠近，同时盆底肌从左右两侧向中间并向肚脐方向收缩，保持 3 ~ 5 秒；如此收缩、放松，反复进行。10 ~ 15 分 / 组，2 ~ 3 组 / 日（图 8-7a、图 8-7b）。也可在四点支撑位进行腹式呼吸 +Kegel 训练（图 8-7c、图 8-7d）。

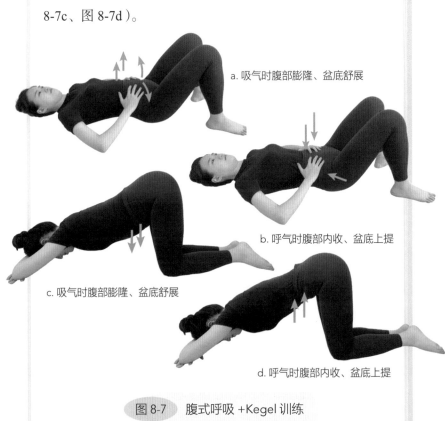

a. 吸气时腹部膨隆、盆底舒展

b. 呼气时腹部内收、盆底上提

c. 吸气时腹部膨隆、盆底舒展

d. 呼气时腹部内收、盆底上提

图 8-7　腹式呼吸 +Kegel 训练

（3）**注意事项**：吸气时盆底肌应向两侧舒展放松而不是往下坠，不要吸到极致，以免加重盆底负担。呼气时盆底肌配合向内收缩，但不是最大程度地收缩，以免加重盆底肌的缺血、缺氧。盆底肌收缩时要避免臀部和腿部肌肉收缩代偿。对于盆底肌松弛无力、性欲低下、高潮障碍者，注重呼气以激活盆底肌；对于盆底肌紧张，性交疼痛者，注重吸气以放松盆底肌。

2. **臀桥训练**

（1）**训练体位**：仰卧位，屈髋屈膝，双膝关节分开与髋同宽，双脚与双膝同宽平放于床面。双手自然放松于身体两侧，掌心向下（图 8-8a）。

（2）**训练动作**：呼气时，收缩臀大肌和盆底肌，将臀部向上慢慢抬起，保持 3 ~ 6 秒，吸气时慢慢落下，盆底肌放松，如此反复。8 ~ 10 次 / 组，2 ~ 3 组 / 日（图 8-8b）。

（3）**注意事项**：为更好诱发臀肌和盆底肌收缩，双脚跟距离臀部约 1 ~ 1.5 倍脚掌长度的距离，避免膝关节和大腿后侧的肌肉过多发力。此动作可以提升腰腹部肌肉力量，提高骨盆的运动控制能力，如果发力不当会引发腰痛。

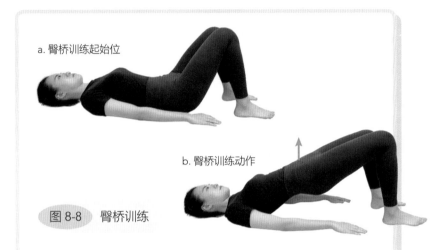

a. 臀桥训练起始位

b. 臀桥训练动作

图 8-8　臀桥训练

3. Kegel 快速反应性收缩训练

（1）**训练体位**：仰卧位，屈髋屈膝，双膝关节分开与髋同宽，双脚与双膝同宽平放于床面。双手自然放松于身体两侧，掌心向下。

（2）**训练动作**：尝试在 30 秒内进行盆底肌快速最大收缩与快速充分放松练习，以提高盆底肌的快速反应性收缩能力。训练 30 秒 / 次，3 ~ 5 次 / 日（图 8-9）。

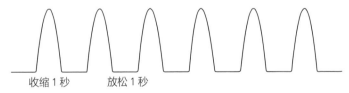

收缩 1 秒　　　放松 1 秒

图 8-9　Kegel 快速反应性收缩训练

（3）**注意事项**

1）每次盆底肌快速反应性收缩练习的时间不宜过长，训练后要充分放松，避免盆底过度收缩而缺血、缺氧。

2）必要时遵医嘱使用药物治疗。

3）哺乳期应采取避孕措施。

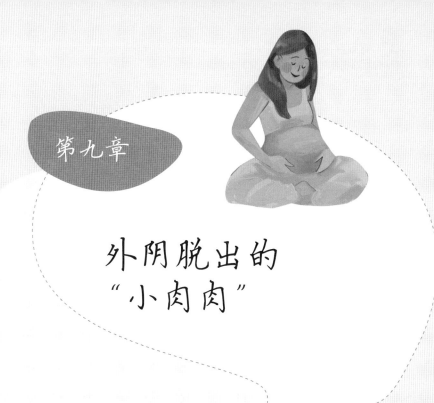

第九章

外阴脱出的"小肉肉"

一些产后女性在洗澡或排便时自觉外阴有异物，可触及阴道口多一块"肉肉"；蹲着陪娃或久站劳累后，会阴部有下坠感；或在产后42天常规体检时盆底三维超声提示：膀胱Ⅰ～Ⅱ度膨出、子宫脱垂、直肠膨出等；长辈和医生可能会说，生过孩子的女人都这样……您忧心忡忡地向百度寻求帮助，答案是盆腔脏器脱垂，最终需要手术治疗。

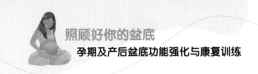
盆腔脏器脱垂是一类因各种原因导致的盆底支持组织薄弱，造成盆腔器官和与其相邻的阴道壁突入阴道或从阴道脱出，可分为无症状型脱垂和有症状型脱垂。

为了便于理解，我们喜欢把盆底的肌肉、筋膜、韧带等组织结构想象为一个"网兜"，"网兜"上承托着盆腔的器官（包括膀胱、子宫和直肠等），为盆腔脏器提供一个稳定的支撑平台，维持各脏器位于正常位置，发挥正常的功能（图9-1）。

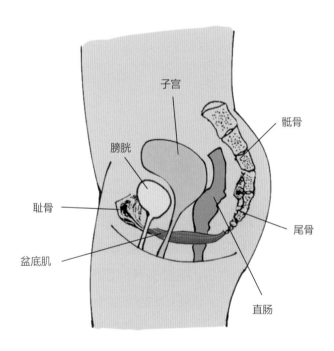

图 9-1　盆底的"网兜"结构示意图

　　然而，当女性经历怀孕和分娩后，或因长期便秘、负重、肥胖或激素水平改变等原因造成盆底肌肉和筋膜组织变得薄弱无力，"网兜"就会变得松弛而不堪重负；随着年龄的增长，盆腔／腹腔的筋膜、韧带松弛，韧带的张拉结构异常而拉力失衡，阴道前壁、后壁或盆腔内的脏器（膀胱、子宫、直肠）就会从阴道口脱出（图9-2）。

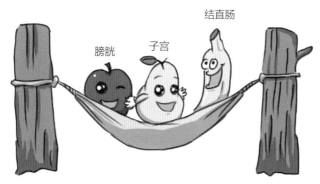

a."网兜"承托脏器在正常位置

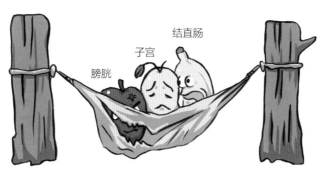

b."网兜"松弛，承托无力

图 9-2　　"网兜"不同状态示意图

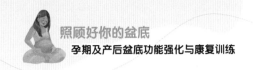

一、脱垂原因

盆底康复工作中常见一些宝妈因为漏尿或便秘来寻求盆底康复治疗，我们在盆底功能评估过程中发现，约有 1/3 的宝妈同时伴有轻 / 中度的盆腔器官膨出或脱垂，患者本人却不知，因为没有任何症状，更不知道自己是从何时开始出现脱垂的。要知道，罗马不是一天建成的，疾病也不是一天之中突然暴发的，多是日积月累的结果，没有出现盆底疾病症状不代表你的盆底就是健康的，或者说，你并不知晓自己的盆底早已出现了危机。那么，究竟是什么原因造成了盆底脏器脱垂呢？

1. 妊娠期间随着胎儿的生长发育，孕妇的子宫被逐渐撑大，孕妇体重增加，对盆底组织持续压迫，尤其在孕后期激素水平发生变化，松弛素分泌增加，盆底的"网兜"变得更加松弛薄弱，盆底组织支撑能力不足，就会发生盆腔脏器膨出或脱垂（图9-3）。

2. 产妇在分娩过程中，由于胎儿过大、胎头过大、产钳助产、侧切等原因，盆底肌肉、筋膜或神经被极度拉伸或造成撕裂损伤，导致盆底支持结构被破坏，无力承托盆腔脏器而造成盆腔脏器脱垂的发生（图9-4）。

3. 肥胖、慢性咳嗽、便秘、长时间抱孩子、长时间持重物或经常从事重体力劳动等因素，极易造成长期腹内压增加，可加重或加速盆腔器官脱垂的发生（图9-5）。

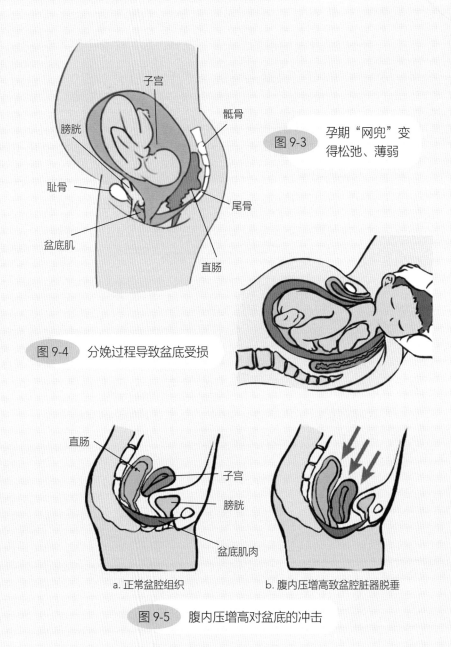

子宫

骶骨

膀胱

耻骨

尾骨

盆底肌

直肠

图 9-3　孕期"网兜"变得松弛、薄弱

图 9-4　分娩过程导致盆底受损

直肠

子宫

膀胱

盆底肌肉

a. 正常盆腔组织　　　　b. 腹内压增高致盆腔脏器脱垂

图 9-5　腹内压增高对盆底的冲击

4. 女性随着年龄的增长，尤其是绝经以后，卵巢功能发生退行性改变，雌激素分泌水平减低，盆腔韧带或盆底肌肉组织弹性降低、萎缩退化变薄，发生盆腔脏器脱垂的风险明显增加。

如果说怀孕和腹压增加等行为是对盆底肌肉、筋膜和神经组织的慢性损伤，那么分娩过程就是对盆底肌肉、筋膜组织的急性创伤。有些损伤是可逆的，分娩后并不立即表现出盆腔脏器脱垂，也不是所有脱垂患者都有症状，只有部分患者会出现相关的伴随症状，如盆腔压迫感或坠胀感，排尿或排便前需用手来辅助还纳脱出物，以及性功能或性交障碍等症状。

有人可能会说："我是剖宫产，我的盆底不会有问题。"其实并不完全是这样的，已经有研究表明，阴道分娩的产妇产后早期发生盆腔脏器脱垂的风险高于剖宫产，但远期看来，并无明显差异，也就是说，无论是剖宫产还是阴道分娩，远期发生盆腔脏器脱垂的风险并没有差异。而且怀孕、分娩次数越多、第一/第二产程时间越长、怀孕年龄＞30岁、新生儿体重≥4.0千克等因素，均是诱发盆腔脏器脱垂的高危因素。

二、脱垂分型

盆腔脏器脱垂根据发生部位的不同可分为阴道前壁膨出（或合并膀胱膨出）、子宫或阴道穹隆脱垂、阴道后壁膨出（或合并直肠膨出）等，往往累及多个器官，也就是说，常有两种以上脱垂同时存在。

这部分内容确实有些难以理解，这里只简单地介绍一下临床上最常见的 3 个类型。

1. 阴道前壁膨出

产后早期最多见的就是阴道前壁膨出（图 9-6），患者自觉 / 不知有肿物自阴道脱出，向下用力或膀胱充盈时肿物增大，卧床休息或排尿后缩小或消失，严重时可出现排尿困难并有残余尿。表现为腰部酸痛，久站后加重，自诉外阴部扪及脱出物，卧床休息后缓解，有压力性尿失禁症状，常在大笑、咳嗽、打喷嚏等腹压增加的情况下有尿液溢出。但是大多数产后早期存在阴道前壁膨出者并没有任何症状，而是常规产后盆底评估治疗时才发现，是她们积极的盆底康复理念挽救了自己受伤的盆底！

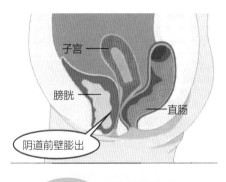

图 9-6　阴道前壁膨出

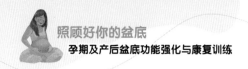
2. 阴道后壁膨出

阴道后壁膨出多见于难产、经产妇或年长女性（图9-7）。明显膨出者可有下坠感、腰酸及排便困难。症状轻者自诉可扪及脱出物，有下坠感或无明显症状；严重者感到排便困难，甚至要用手向后推移膨出的直肠方能排便。

3. 子宫脱垂

子宫脱垂是指子宫从正常位置沿着阴道下降，宫颈外口达坐骨棘水平以下，甚至子宫全部脱出阴道口外（图9-8）。子宫脱垂多因盆底损伤、年龄和绝经等因素导致盆底肌肉筋膜支持结构薄弱或韧带松弛，造成子宫向下移位而导致子宫脱垂。表现为自觉腹部下坠、腰酸，走路及下蹲时更明显，白带增多（有时可伴有脓样或带血），部分患者可出现月经紊乱或经血过多。

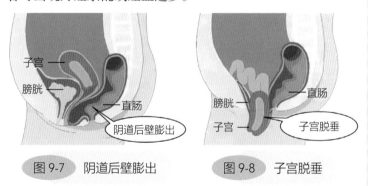

图 9-7　阴道后壁膨出　　图 9-8　子宫脱垂

三、自我评估方法

　　盆腔脏器脱垂是一个逐渐发展的过程，因为早期没有任何症状与不适，很容易被忽视，而延误了治疗。尤其对于更年期或者多次分娩的女性来讲，自愈的可能性更低。因此，每一位产后女性都应高度重视，建议在产后 42 天常规到医院进行盆底功能筛查，尽早发现脏器脱垂，尽早进行康复治疗。

　　您还可以在家人的帮助下自我初步判断，具体方法如下。

　　取仰卧位，双下肢屈曲并外展外旋，暴露外阴部位，将小阴唇分开。先观察静止状态下的阴道口有无脱出物（图 9-9a），再屏气做向下用力排便的动作（图 9-9b），查看阴道内有无脱出物以及脱出的程度，如有脱出物或明显的会阴体下移，一定要高度重视啦！

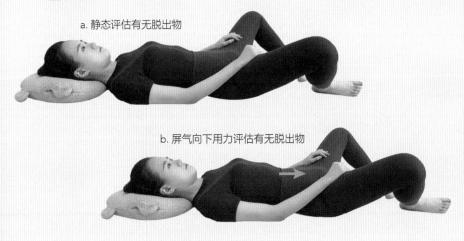

a. 静态评估有无脱出物

b. 屏气向下用力评估有无脱出物

图 9-9　自我评估脱垂

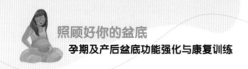

具体脱出的程度可以参照传统分度法（表 9-1、表 9-2），是以处女膜缘为分界线，将脱垂分为三度，相对容易判断，但是不够精准，在临床上通常使用 POP-Q 评分法，因为专业性较强，在这里不做介绍。

 表 9-1　阴道前后壁膨出传统分度法

分度	阴道前后壁膨出情况
Ⅰ度	阴道前后壁达处女膜缘，但仍在阴道内
Ⅱ度	阴道前后壁部分脱出阴道口
Ⅲ度	阴道前后壁全部脱出阴道外

 表 9-2　子宫脱垂传统分度法

分度	子宫脱垂情况
Ⅰ度	宫颈外口距处女膜缘少于 4 厘米，但未达处女膜缘
Ⅱ度	Ⅱ度轻，子宫颈已脱出阴道口外，但宫体尚在阴道内 Ⅱ度重，子宫颈及部分子宫体已脱出阴道口外
Ⅲ度	子宫颈及子宫体全部脱出阴道口外

曾有一位二胎顺产妈妈，产后 4 天在排尿时触摸到外阴有一团异物，拿镜子一照，看到阴道口有一球形突出物，吓得赶紧用手推回去，第二天在丈夫的陪同下来就诊，脱垂是挺可怕的，这

位妈妈应该庆幸自己发现得早、尽早接受了治疗。

自己触摸或照镜子是一种最简单的评估方法，一旦发现阴道口有异物就要高度重视啦，赶紧到医院产科或盆底康复治疗中心进行评估与康复治疗。

四、生活方式干预

对于盆腔脏器脱垂而言，预防远比治疗更重要。建议每一位适龄女性在孕前、孕期以及产后进行相关的盆底功能检查和训练，养成健康的生活方式，科学合理地安排好日常生活，建议如下。

1. 产后不建议使用腹带。很多宝妈在月子里喜欢使用腹带，殊不知收紧的束缚带会导致腹内压增高，给尚未复原的盆底组织增加了向下的压力，加重盆底负担。如果使用，不可系得过紧，也不可长时间使用。剖宫产的产妇为方便活动、防止疼痛，早期可适当使用。

2. 控制体重。我国产妇有"坐月子"的传统，在产后的头一个月内为了哺乳，会摄入大量的营养物质，而月子里体力活动极少，很容易导致身体发胖而加重盆底负担。因此，合理膳食、控制体重至关重要。

目前国际上以及我国通行的评价肥胖度采用身体质量指数（BMI），在这里跟大家介绍一下BMI的计算方法和判定标准（表9-3）。

BMI= 体重（千克）/ 身高（米）× 身高（米）

例如：身高 1.6 米，体重 60 千克，那么 BMI=60/1.6×1.6=23.45，那么 23.45 就是你的 BMI。

 表 9-3　BMI 指数标准表

项目	WHO 标准	亚洲标准	中国标准
偏瘦	< 18.5	< 18.5	< 18.5
正常	18.5 ~ 24.9	18.5 ~ 22.9	18.5 ~ 23.9
超重	≥ 25	≥ 23	≥ 24
偏胖	25.0 ~ 29.9	23.0 ~ 24.9	24.0 ~ 27.9
肥胖	30.0 ~ 34.9	25.0 ~ 29.9	28 ~ 29.9
重度肥胖	35.0 ~ 39.9	≥ 30	≥ 30

3. 改善便秘。产妇分娩后身体水分大量排出使肠内干燥，肠道蠕动缓慢，再加上身体虚弱，不能依靠腹压协助排便，易引发便秘。因此产后应大量补充水分和适量的膳食纤维，推荐每日纤维摄入的标准量是 25 ~ 30 克。如有便秘，可早晚服蜂蜜水以润肠通便，绝对禁止排便时过度用力。

4. 避免长时间抱娃、提举重物，避免高强度运动，不做让腹内压增高的动作。

5. 避免久蹲。分娩后盆底肌肉恢复大约需要 3 ~ 6 个月的时间，在此期间，有的宝妈喜欢蹲着给宝宝洗澡或陪娃玩耍，这些行为都是增加盆底负担而导致脏器脱垂的危险因素。

6. 避免憋尿，规律排空膀胱。

7. 治疗慢性咳嗽，避免咳嗽时增加腹压而加重盆底负担。

8. 戒烟酒、忌咖啡等。

五、家庭训练指导

曾经有一位产后 35 天的初产妇，自己在清洗外阴时摸到了异物，紧张得不得了，跑到附近一家医院检查，医生告诉她："阴道前壁和后壁都是 Ⅱ 度膨出、子宫 Ⅰ 度脱垂。"她小心翼翼地问："能治好吗？""掉出来了是回不去的。"她沮丧地回到家。3 天后来到医院进行咨询，满眼焦虑与期盼地望着我。当天我给她做了一次盆底肌筋膜手法治疗，脱垂基本复位，她无助而忧虑的神情变得阳光起来！无疑，这位宝妈成为盆底康复的幸运儿！

当然，盆腔脏器脱垂的治疗方式取决于患者的症状是否影响其生活质量，通常包括手术治疗和保守治疗。轻、中度无明显自觉症状者首选保守治疗，如加强日常生活行为管理，进行盆底功能训练，或到医院接受电刺激和盆底肌筋膜手法治疗等。对于中、重度脱垂患者如要恢复解剖位置则需要手术治疗，但是手术前后也应接受盆底康复辅助治疗，以增强盆底肌功能，减少术后脱垂复发以及改善术后并发症。

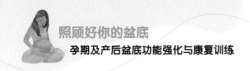

对于产后轻、中度脱垂者可在医生的诊治和科学指导下进行适当的家庭自我训练，具体指导如下。

1. 臀高位腹式呼吸 +Kegel 训练

（1）**训练体位**：仰卧位，双手放于身体两侧，骨盆保持中立位，臀下垫一软垫，屈髋屈膝，双脚与髋同宽平放于床面，双膝间夹一个小球。

（2）**训练动作**：以肚脐为轴心，吸气时腹部膨隆，腹部的肌肉和筋膜朝天花板方向发力，盆底肌向两侧舒展放松，维持 3～5 秒；呼气时腹部内收，腹部的肌肉和筋膜从四面八方向肚脐发力靠拢，小腹部与盆底肌朝向肚脐方向收缩上提，保持 3～5 秒；如此收缩、放松，反复进行。逐渐延长收缩保持时间至 5～10 秒，10～15 分 / 组，2～3 组 / 日（图 9-10）。也可以进行小腹部和盆底肌坐电梯样收缩，即呼气时向内向上收缩后保持，吸气时并不放松，待下一次呼气时继续向内向上收缩，3～5 次爬梯收缩后要充分放松。

（3）**注意事项**：盆底肌收缩与呼吸相结合，吸气时盆底肌应向两侧舒展放松而不是往下坠，吸气末端不要吸到极致，以免向产后松弛的盆底施加压力。呼气时，盆底肌配合向肚脐方向收缩上提。另外，盆底肌收缩时要避免臀部、腿部肌肉过度用力。

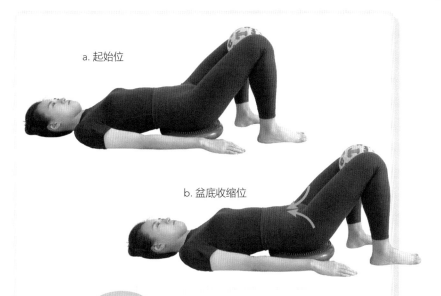

a. 起始位

b. 盆底收缩位

图 9-10　臀高位腹式呼吸 +Kegel 训练

2. 臀高位臀桥 +Kegel 训练

（1）**训练体位：** 仰卧位，屈髋屈膝，双脚与髋同宽平放于床面。臀下垫一软垫，双膝间夹一个球。双手自然放于身体两侧，掌心向下（图 9-11a）。

（2）**训练动作：** 呼气时，收缩臀大肌，将臀部慢慢向上抬起，同时将小腹部和盆底肌朝向肚脐方向收缩上提，吸气时慢慢落下臀部，盆底肌放松，如此反复。8～10 次/组，2～3 组/日（图 9-11b）。

（3）**注意事项：**双脚跟的位置距离臀部 1~1.5 倍脚掌长度为宜。训练中应收紧腹部，通过收缩臀肌控制臀部慢抬慢落，用心感受盆底肌向上提升，如有腰痛应停止训练。

3. **膝肘位 +Kegel 训练**

（1）**训练体位：**膝肘四点支撑位，两肘与肩同宽，双手互抱，额头放在前臂上，头与躯干保持中立位，大腿与地面垂直，双膝与髋同宽，双脚与双膝同宽。

（2）**训练动作：**呼吸肌与盆底肌是协同肌，吸气时腹部和盆底肌放松，呼气时小腹部与盆底肌朝向肚脐方向收缩上提，保持 3~5 秒，再吸气慢慢放松 3~5 秒；再收缩、放松，如此反复。收缩保持时间逐渐延长至 5~10 秒，10~15 分 / 组，2~3 组 / 日（图 9-12）。

（3）**注意事项：**腹肌、盆底肌收缩和呼吸相结合，强调呼气时腹部收紧、盆底肌收缩，专注于呼吸与腹肌、盆底肌肉筋膜协调运动。

4. **三点支撑 +Kegel 训练**

（1）**训练体位：**膝肘四点支撑位，两肘与肩同宽，双膝与髋同宽，双脚与双膝同宽，头与躯干保持中立位。

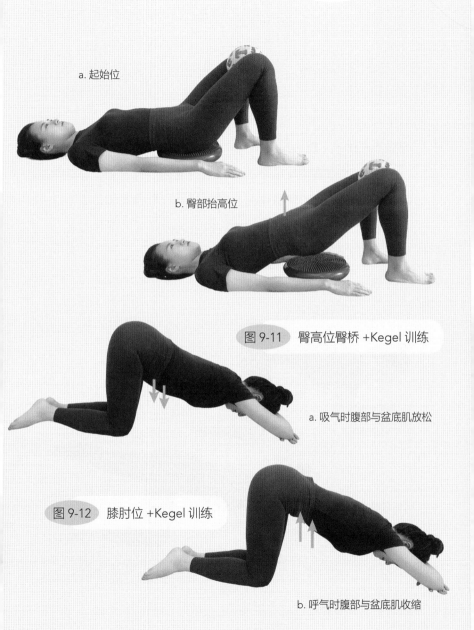

a. 起始位

b. 臀部抬高位

图 9-11　臀高位臀桥 +Kegel 训练

a. 吸气时腹部与盆底肌放松

图 9-12　膝肘位 +Kegel 训练

b. 呼气时腹部与盆底肌收缩

（2）**训练动作：**吸气时小腹自然放松（图 9-13a）；呼气时用力将小腹向内收，盆底肌收缩，右腿缓慢向后伸展（图 9-13b）；再吸气保持不动，呼气时慢慢把腿收回。每侧腿做 5～10 次 / 组，左右交替，每侧做 2～3 组 / 日。

（3）**注意事项：**整个过程中保持躯干、骨盆稳定，避免出现身体侧倾。做动作时，对腹肌的收缩控制能力要求较高，如果将腿伸出和收回时，腹部向外凸出、身体控制不稳或膝关节疼痛，应停止运动。

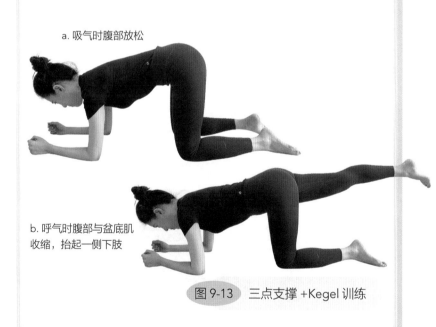

a. 吸气时腹部放松

b. 呼气时腹部与盆底肌收缩，抬起一侧下肢

图 9-13　三点支撑 +Kegel 训练

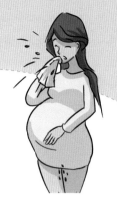

第十章

产后翘臀、假胯宽 与臀部下垂

近年来，越来越多的女性开始注重身材管理，热衷于拥有性感身材，修炼美丽的翘臀，并为其命名为蜜桃臀、微笑臀。但是有些女性生完宝宝后，虽拥有了翘臀，却因骨盆前倾而挺腹塌腰；而有些产后女性的臀部却与翘臀正相反，因骨盆后倾而臀部变得松垮、扁平又下垂，显得臃肿难看。产后女性身材走样变大妈，不仅影响美观，还承受着体态异常带来的身体不适与痛苦，而骨盆歪斜不正还影响产后盆底肌的恢复，是每一位爱美女性最不能接受的（图10-1）。

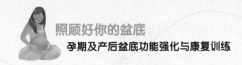

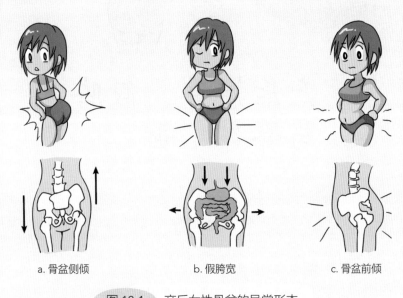

a. 骨盆侧倾　　　　　b. 假胯宽　　　　　c. 骨盆前倾

图 10-1　产后女性骨盆的异常形态

　　正所谓知己知彼，百战不殆。注重自身形象的每一位产后女性，为争取早日做回美丽宝妈，那现在就从了解女性骨盆的结构功能开始吧！

　　我们都知道，骨盆是人体的核心部位，位于身体的正中央，是传化脊柱与下肢力量的枢纽，起到承上启下、力量传导的重要作用。

　　骨盆由髋骨、骶骨和尾骨共同组成。髋骨左右成对，由髂骨、坐骨和耻骨 3 块骨之间以 Y 形软骨相互连接形成。骶骨呈三角形，位于腰椎底部，形成骨盆腔的后部。骶骨下方连接的尾骨呈扇形，约 2.5 厘米或稍长，尾骨尖略向内弯曲。骨与骨之间由关节连接，骨盆关节包括骶髂关节（左、右各一个）、骶尾关节和耻骨联合关节（图 10-2）。

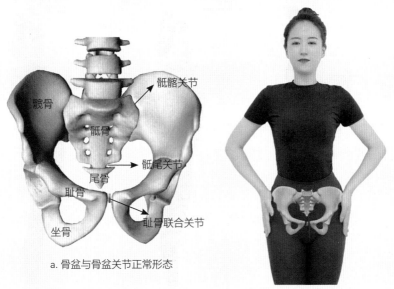

a. 骨盆与骨盆关节正常形态

b. 骨盆位于人体的核心部位

图 10-2　正常骨盆的形态

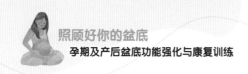

一、翘臀、假胯宽与臀部下垂的由来

正常情况下人体的最佳理想体态从侧面看，耳垂、肩峰、股骨大转子、外踝均在一条直线上。骨盆在中立位时，两侧的髂前上棘与耻骨联合应在一个平面上，当骨盆前倾时，髂前上棘在耻骨联合的前方，骨盆后倾时，髂前上棘在耻骨联合的后方（图10-3）。

女性在怀孕期间，由于激素水平变化，松弛素分泌增加，尤其在孕晚期骨盆的关节韧带变得松弛，利于胎儿娩出；在分娩过

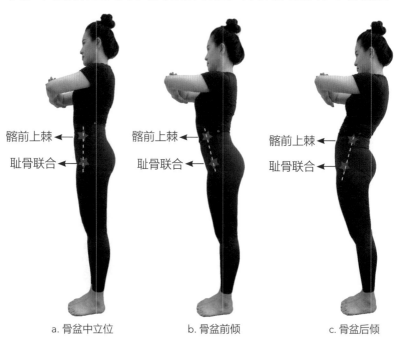

图 10-3　女性体态侧面观

程中，胎儿经过产道时对骨盆造成冲击扩张，所以孕产过程导致女性骨盆生物力学的结构、形态和功能发生改变，进而出现骨盆前倾、假胯宽以及臀部下垂等体态异常。

（一）骨盆前倾

怀孕期间，随着胎儿的生长发育，孕妇腹部逐渐增大，身体的重力轴前移，孕妇代偿性地将腰部向前凸，胸部向后，头颈部向前伸来维持身体的平衡，形成典型的"孕妇姿势"——挺腹翘臀，此时的体态即为骨盆前倾（图10-4a）。

分娩后，由于腹部松弛下垂，或存在腹直肌分离，走路或抱娃时腹肌收缩不足，腰部肌肉过度代偿出现短缩紧张，也会表现为骨盆前倾状态（图10-4b）。

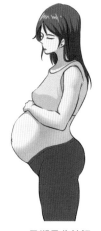 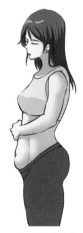

图10-4　骨盆前倾状态

a. 孕期骨盆前倾　　b. 产后骨盆前倾

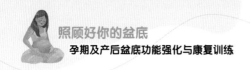

（二）假胯宽

假胯宽的发生与孕期和分娩过程中的激素水平以及生物力学变化等因素相关，主要表现在以下两个方面。

1. 妊娠晚期，在松弛素的作用下，骨盆周围韧带变得松弛，关节间隙逐渐打开（图 10-5），孕妇会通过增加步宽来维持身体稳定而形成适应性步态，此时身体横向位移增大，即两腿间距增宽；伴随着孕期体重的增加，孕妇的足弓逐渐塌陷，出现髋关节内旋。因此，在双腿间距增宽、髋关节内旋的模式下运动，使大腿前外侧肌肉（股外侧肌、阔筋膜张肌）更加"粗壮发达"。

2. 分娩过程中，为了适应胎儿娩出，骨盆出口进一步扩张，骶尾骨向后扩张；生完宝宝后，因为盆底以及骨盆周围的肌肉松弛无力，骨盆没有完全闭合。视觉上感觉胯的位置下移，大腿根部增宽，腿的长度变短就形成了假胯宽，特别影响美观（图10-6）。

（三）臀部下垂

还有部分产后女性由于孕产期间缺少运动，臀部肌肉松软无力并下垂（图 10-7），或长期错误的抱娃姿势（图 10-8），使骨盆后倾，表现为臀部塌陷、扁平、下垂，失去了孕前柔美的线条。

以上体态变化困扰着每一位爱美女性，不仅为穿不上曾经漂亮的裙子和裤子而苦恼，还会导致脊柱生物力学的改变，出现如

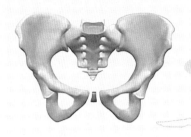

图 10-5　孕期骨盆关节间隙打开

图 10-6　产后骨盆未完全闭合

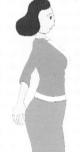

正常　　　　　　　扁平

图 10-7　孕前与产后的臀部曲线对比

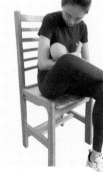

图 10-8　错误的抱娃姿势

205

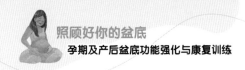
腰背痛、膝关节疼痛等临床症状而痛苦。当骨盆前倾时，腹部肌肉和臀部肌肉被拉长，髂腰肌和竖脊肌短缩紧张，表现为腹部前凸、腰椎代偿性前凸增大、臀部后翘（图 10-9a）。当骨盆后倾时，腹部肌肉和臀部、大腿后侧肌肉短缩，屈髋肌群与腰背部肌群被过度拉伸，腰椎代偿性前凸变小（图 10-9b）。这两种代偿都是有代价的，关节周围的韧带会遭受扭转与拉伸，椎体前后以及椎间韧带等被反复挤压，产生腰部紧张酸痛等不适症状。

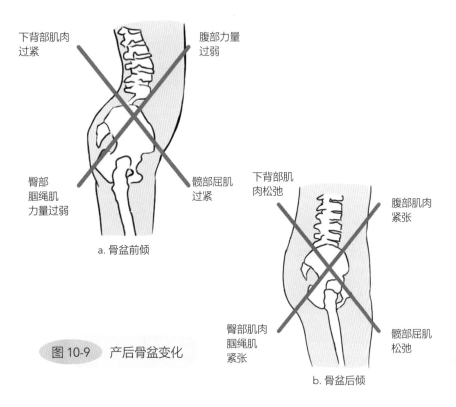

图 10-9　产后骨盆变化

二、自我评估

1. **自我感受与触摸髂前上棘**

（1）**目的：** 检查两侧髂前上棘是否在同一个平面上。

（2）**方法：** 仰卧于床上，身体呈一条直线，感受自己的身体是否躺正。用手轻轻触摸两侧髂前上棘，判断是否对称，再轻轻抬头观察自己的髂前上棘是否在同一高度（图10-10）。

（3）**结果：** 判断两侧髂前上棘的位置有几种情况：①距离天花板方向一侧近一侧远；②距离头侧一侧高一侧低；③两侧髂前上棘距离肚脐的距离不同。通常，髂前上棘距离天花板方向近侧为前倾。

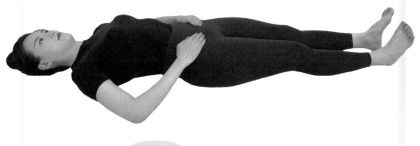

图 10-10　触摸髂前上棘法

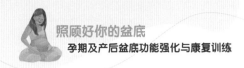
2. 靠墙站立法

（1）**目的：** 检查两侧髂骨是否前倾。

（2）**方法：** 靠墙站立位，头部、背部和臀部都贴住墙壁，将手掌放到腰椎和墙壁间的空隙处（图 10-11）。

（3）**结果：** 如果正好插入手掌，表明骨盆位置正常；如果空隙大于一拳，提示骨盆前倾；小于一掌，提示骨盆后倾。

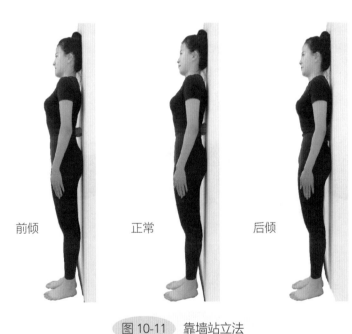

前倾　　　　　　正常　　　　　　后倾

图 10-11　靠墙站立法

3. 笔测髂前上棘法

（1）**目的：**检查两侧髂前上棘是否在同一个平面上。

（2）**方法：**站立位，拿两支笔分别放于两侧髂前上棘，观察两支笔的远端位置（图 10-12）。

（3）**结果：**笔的远端长出的一侧相对于另一侧骨盆前倾（此侧髂骨相对旋前）。

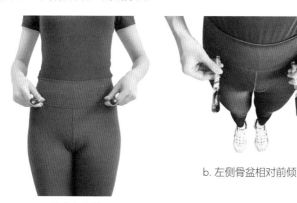

a. 骨盆中立位

b. 左侧骨盆相对前倾

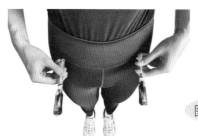

c. 右侧骨盆相对前倾

图 10-12　笔测髂前上棘法

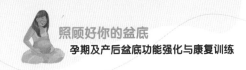
4. 托马斯试验

（1）目的： 检查髂腰肌紧张度。

（2）方法： 仰卧于床尾，左侧腿屈髋屈膝，双手抱住左侧的膝关节，将其拉向胸部，右侧腿于床边自然放松下垂。

（3）结果： 右侧腿略低于水平面，小腿与地面几乎垂直，表明髂腰肌长度正常（图 10-13a）；如右侧腿被带向上方，高于水平面，髋关节呈屈曲位，提示髂腰肌紧张（图10-13b）。再换另一侧同样方法检查。若存在髂腰肌紧张，则表现为骨盆前倾。

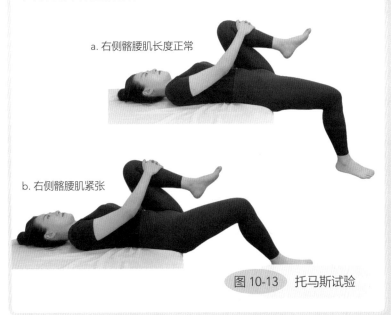

a. 右侧髂腰肌长度正常

b. 右侧髂腰肌紧张

图 10-13　托马斯试验

5. **自我感受与触摸股骨大转子**

（1）**目的：** 判断两侧股骨大转子是否突出。

（2）**方法：** 站立位，用手轻轻触摸两侧大腿根部外侧的骨性突起（即股骨大转子处，是大腿外侧的骨性标志，约与耻骨联合同一水平），或通过照镜子、拍照来判断大腿根部是否向外侧明显突出（图 10-14）。

（3）**结果：** 大腿根部向外侧明显突出，提示可能存在假胯宽。

经过自我评估来初步判断自己骨盆的功能状态后，可结合骨盆前倾、后倾、假胯宽等问题的训练原则，针对性地选择不同的训练方式。

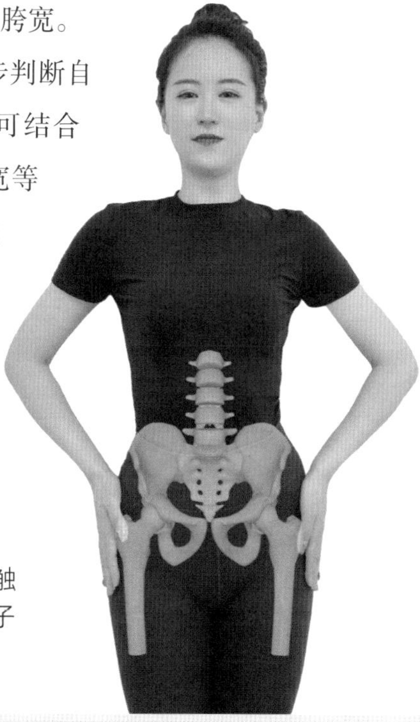

图 10-14　自我感受与触摸股骨大转子

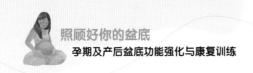
三、家庭训练指导

骨盆问题的诱发因素比较复杂，训练方式也多种多样，为便于宝妈的理解和日常训练，这里只介绍骨盆前倾、骨盆后倾和假胯宽的训练原则与运动方式。

骨盆前倾时，通常是腹部肌肉和臀部肌肉被拉长且松弛无力，屈髋肌与腰背部肌群（髂腰肌和竖脊肌等）是短缩紧张的，因此训练的原则是拉伸和放松屈髋肌与腰背部肌群，激活和强化腹部肌群和臀部肌群。

当骨盆后倾时，通常腹部、臀部、大腿后侧肌肉是短缩紧张的，屈髋肌与腰背部肌群（髂腰肌和竖脊肌等）被过度拉伸而松弛无力，因此训练的原则是拉伸和放松腹部、臀部、大腿后侧肌群，激活和强化屈髋肌与腰背部肌群。

产后出现假胯宽，通常与骨盆前倾同时出现。腹部、臀部等处的肌肉往往无力，大腿前侧肌肉和内收肌紧张，导致股骨旋转，无法为身体提供稳定的支撑，会导致髋、膝、踝关节的稳定控制变差，在日常生活和运动中极易出现关节疼痛和损伤、腰背部疼痛不适等，还可能伴随髋关节弹响、耻骨联合疼痛等症状，训练的原则是在纠正骨盆前倾的基础上，增加内收肌放松和髋外展外旋训练模式。

（一）纠正骨盆前倾的训练

1. 拉伸髂腰肌

（1）卧位拉伸髂腰肌

1）训练体位： 仰卧位，右侧臀部下方垫一个软垫。右腿伸直，与躯干保持一条直线。左腿屈髋屈膝，双手抱住左侧的膝关节，将其拉向胸部。

2）训练动作： 放松呼吸，伸直的右腿缓慢下落放松，同时右侧臀部肌肉收缩，拉伸髂腰肌。保持 15 ~ 30 秒，然后放松。两侧交替进行，各重复 3 ~ 5 次（图 10-15）。

3）注意事项： 抱起一侧的腿和伸直一侧的腿均要保持中立位，不可出现内旋或外旋；腹部略收紧，避免出现腹部抬高代偿，如果感到髋部或腰部疼痛，应停止训练。存在耻骨联合分离时禁做此动作。

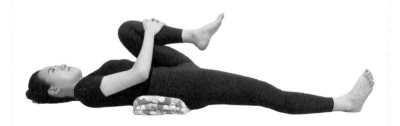

图 10-15　卧位拉伸髂腰肌

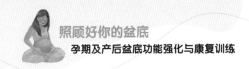
（2）跪立位拉伸髂腰肌

1）训练体位：单膝跪位，右腿在前方呈弓箭步，左腿在后方呈跪姿，头与躯干保持中立位。

2）训练动作：双手支撑于右腿并下压，左腿尽量向后延伸，牵拉左侧髂腰肌，保持 30 秒。两侧交替进行，各重复 3 次（图 10-16）。

3）注意事项：注意前方腿的膝关节不要超过脚尖；腹部收紧，避免出现腹部前挺塌腰代偿，保证髂腰肌和大腿前侧被充分拉伸。存在耻骨联合分离时，禁做此动作。

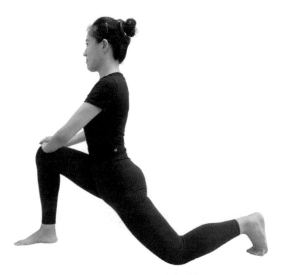

图 10-16　跪立位拉伸髂腰肌

2. 拉伸股直肌

（1）训练体位： 俯卧位，头与躯干保持中立位，双肘支撑与肩同宽，双腿伸展。

（2）训练动作： 左膝关节屈曲，用左手拉住左侧脚踝，牵拉左侧大腿前侧肌肉（股直肌），保持 30 秒。两侧交替进行，各重复 3 次（图 10-17）。

（3）注意事项： 肩关节保持稳定支撑，不可耸肩；腹部尽量收紧，避免塌腰；身体保持中立位，避免扭转，如果出现腰部或膝关节疼痛立即暂停训练。

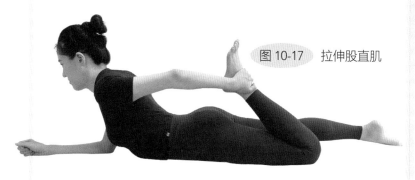

图 10-17 拉伸股直肌

3. 单侧抱膝骨盆复位法

（1）训练体位： 仰卧位，骨盆前倾明显的一侧下肢屈髋屈膝，另一侧下肢伸展平放于垫上。

（2）训练动作： 收紧腹部，双手抱住屈曲一侧下肢，

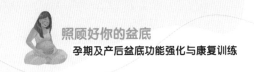

尽量将大腿贴近腹部，使这一侧骨盆后倾，保持30秒（图10-18）。

（3）**注意事项**：此法适用于骨盆前倾一侧的自我纠正。训练时腰部不要离开床面，如出现髋关节疼痛，忌用此法，应寻求康复医师和治疗师的帮助。存在耻骨联合分离时禁做此动作。

4. 拉伸腰段竖脊肌

（1）**训练体位**：采用跪坐大拜式动作。

（2）**训练动作**：双上肢、头、颈、躯干尽量向前延展，放松背部，双腿并拢，臀部尽量向后坐在小腿上，保持30秒（图10-19）。

（3）**注意事项**：身体保持中立位，腰部避免塌陷。

5. 拉伸梨状肌

（1）**训练体位**：仰卧位，左腿伸直，右腿屈曲外展外旋搭在左侧大腿上，再将左腿屈曲，双手抱住左腿（如跷二郎腿）。

（2）**训练动作**：放松呼吸，尽量将左腿拉向躯干，感受右侧大腿后外侧和臀后部肌肉被拉伸，保持15～30秒，然后放松。两侧交替进行（图10-20）。

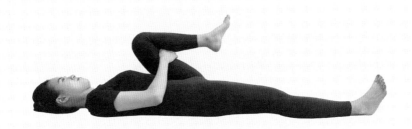

图 10-18　单侧抱膝骨盆复位法

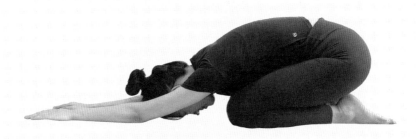

图 10-19　拉伸腰段竖脊肌

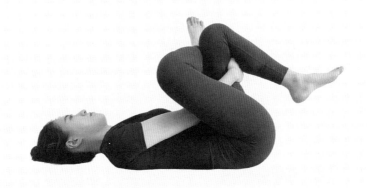

图 10-20　拉伸梨状肌

（3）**注意事项：**抱起一侧的腿要保持中立位，不可出现内旋或外旋；如果感到大腿、臀部疼痛或放射痛，应停止训练。

孕期腹部肌肉因为长期被牵拉而薄弱无力，髋部周围肌肉负荷过大，尤其是梨状肌过度代偿用力，出现短缩痉挛，常常是产后腰痛的主要原因，因此牵拉梨状肌进行放松训练极其重要。

6. 靠墙站立骨盆后倾训练

（1）**训练体位：**靠墙站立，双脚与髋同宽，脚跟离墙不超过 10 厘米，头、肩、臀部贴于墙面。

（2）**训练动作：**吸气准备（图 10-21a），呼气时腹部向内收，腰部贴向墙面，使骨盆后倾保持 1 分钟，3 组 / 日（图 10-21b）。训练时双手可以放在腹部，感受呼吸的节奏（此图将双上肢放在胸前是方便大家看得更清楚）。

（3）**注意事项：**骨盆后倾期间自然呼吸即可，腹部收紧腰部尽量贴近墙面，避免骨盆出现前倾。

7. 腹肌激活训练

（1）**单侧屈髋收腹**

1）**训练体位：**仰卧位，双手自然放松于身体两侧，双

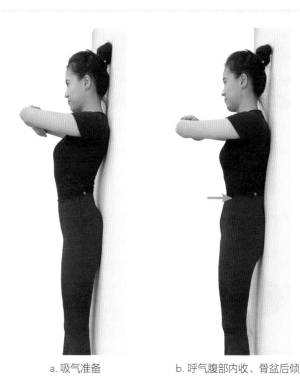

a. 吸气准备　　　　　b. 呼气腹部内收、骨盆后倾

图 10-21　靠墙站立骨盆后倾训练

腿伸直平放于床面。

2）**训练动作：**先做 5 次腹式呼吸，以激活膈肌、腹肌和盆底肌，稳定腹压。将左腿屈曲，左脚平放于床面（图 10-22a）。呼气时收紧腹部，同时将右腿抬起（图 10-22b）；再吸气时不动，呼气时收紧腹部，慢慢将右腿放下。

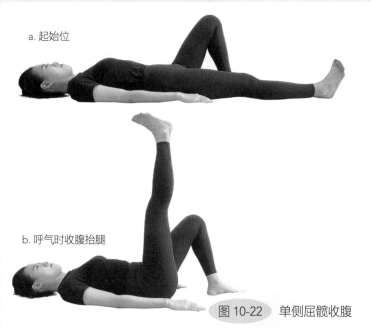

a. 起始位

b. 呼气时收腹抬腿

图 10-22　单侧屈髋收腹

如此抬起放下，连续做 5 ~ 10 个 / 组，两腿交替，每侧腿 2 ~ 3 组 / 日。

3）**注意事项：**做屈髋动作时，下肢不要出现内旋或外旋代偿动作，应保持中立位，即脚尖朝向正前方；抬起的高度视个人能力而定；腰部尽量贴于床面，避免腰椎屈曲代偿；直抬腿时如果出现髋关节疼痛或弹响等不适症状，可采用屈髋屈膝位抬起，如果仍有不适需暂停此训练。

（2）四脚朝天式

1）**训练体位：**仰卧位，充分放松。

2）**训练动作：** 先做 5 次腹式呼吸，以激活膈肌、腹肌和盆底肌，稳定腹压。吸气准备，呼气时收紧腹部，双臂上举同时将双腿屈曲，呈屈髋屈膝 90°，即四脚朝天式，保持 30 秒，2～3 组／日（图 10-23a）。

3）**进阶动作：** 在上述体位下，双手交叉用力推膝关节，保持 30 秒，进一步强化腹肌收缩（图 10-23b），或上下来回交叉摆动双臂（图 10-23c）。

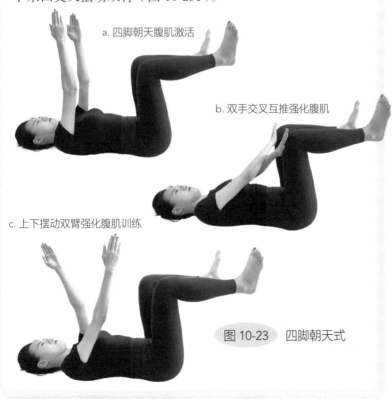

a. 四脚朝天腹肌激活

b. 双手交叉互推强化腹肌

c. 上下摆动双臂强化腹肌训练

图 10-23 四脚朝天式

4）注意事项： 有腹直肌分离时忌用此法。抬起双腿时，如腰腹部稳定性较差，双腿不可同时抬起，可先抬起一侧腿后，再抬起另一侧。腰背部紧贴床面，不可出现腰背部肌肉过度代偿用力。

（3）剪刀式

1）训练体位： 仰卧位，双手自然放松于身体两侧，将臀部靠近墙面，两腿并拢立于墙面上（图10-24a）。

2）训练动作： 先做5次腹式呼吸，以激活膈肌、腹肌和盆底肌，稳定腹压。吸气准备，呼气时收紧腹部，同时将双腿沿墙面慢慢向两侧分开；再吸气，呼气时收紧腹部，将双腿沿墙面慢慢收回并拢。如此打开、并拢8～10次/组，2～3组/日（图10-24b）。

3）注意事项： 双腿内收和外展运动时，速度宜慢，腹部尽量收紧，腰部贴于床面。如果腰腹部稳定性较好，可以将双腿离开墙面训练。

8. 臀大肌激活训练

（1）训练体位： 仰卧位，屈髋屈膝，双脚与髋同宽平放于床面。双手自然放松于身体两侧，掌心向下（图10-25a）。

（2）训练动作： 自然呼吸。呼气时，收缩臀大肌和盆底肌，同时将臀部慢慢向上抬起，保持3～6秒（图10-25b），

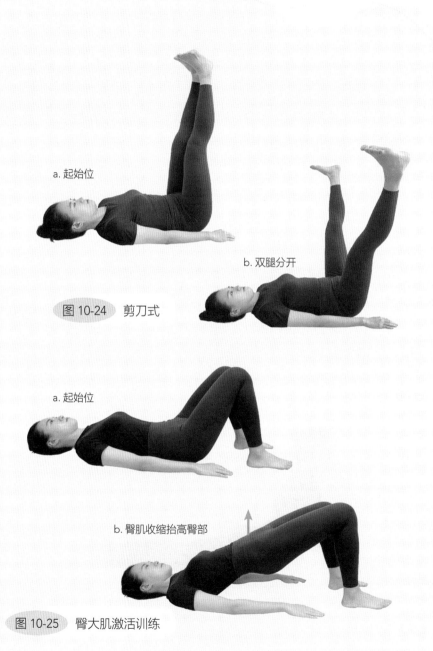

a. 起始位

b. 双腿分开

图 10-24　剪刀式

a. 起始位

b. 臀肌收缩抬高臀部

图 10-25　臀大肌激活训练

吸气时慢慢落下还原。8～10次/组，2～3组/日。

（3）**注意事项：** 双脚跟距离臀部1～1.5倍脚掌长度为宜。臀部抬起时，发力部位是臀肌，切不可用腰背部肌肉发力。

（二）纠正骨盆后倾的训练

1. 腹部肌肉拉伸训练

（1）**训练体位：** 俯卧在瑜伽垫上，头与躯干保持中立位，双手放于肩下。

（2）**训练动作：** 双手支撑，将上半身抬起，肘关节伸展，维持30秒/组，3～4组/日（图10-26）。

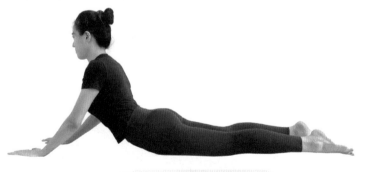

图10-26 腹部肌肉拉伸训练

（3）**注意事项：** 拉伸时骨盆要与垫面充分接触，上半身抬起的高度视自身情况而定，感觉到腹部被拉伸为宜，不可引起腰部疼痛，如有疼痛立即停止。

2. 臀肌拉伸训练

（1）**训练体位：** 仰卧位，头、颈、躯干均处于中立位。

（2）**训练动作：** 收紧腹部，双手抱住大腿，尽量将大腿贴近胸部，保持 30 秒 / 组，3 ~ 4 组 / 日（图 10-27）。

（3）**注意事项：** 若有腹直肌分离者不可做此动作。拉伸臀大肌的同时，注意保持骨盆稳定。

3. 髂腰肌激活训练

（1）**训练体位：** 仰卧位，双手自然放松于身体两侧，屈

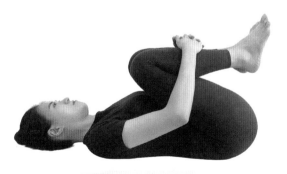

图 10-27　臀肌拉伸训练

髋屈膝，大腿与地面垂直，小腿与大腿垂直（图 10-28a）。

（2）**训练动作：** 先做 5 次腹式呼吸，以激活膈肌、腹肌和盆底肌，稳定腹压。吸气准备，呼气时收紧腹部，将右腿缓慢下落，脚尖轻轻点地；吸气时抬起右腿还原。再呼气时收紧腹部，将左腿缓慢下落，脚尖轻轻点地，吸气左腿还原。两侧交替进行。5 ~ 10 次 / 组，2 ~ 3 组 / 日（图 10-28b）。

（3）**注意事项：** 此动作可以训练屈髋肌群和核心稳定。动作时要收紧腹部，稳定躯干，骨盆处于中立位，避免腰部过度屈曲代偿。

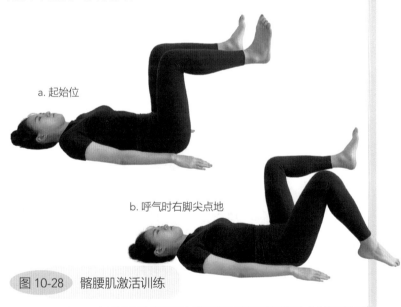

a. 起始位

b. 呼气时右脚尖点地

图 10-28　髂腰肌激活训练

4. 腰背部肌群激活训练

（1）**训练体位：** 俯卧在瑜伽垫上，双手放在额头下（图 10-29a）。

（2）**训练动作：** 先吸气准备，呼气时抬起上半身（图 10-29b），吸气落下还原。如此反复 10～20 次 / 组，2～3 组 / 日。

（3）**注意事项：** 此动作可以训练到竖脊肌，注意动作时收紧核心，落下时需缓慢，以更好地强化竖脊肌的离心收缩。训练中如有腰痛立即停止。

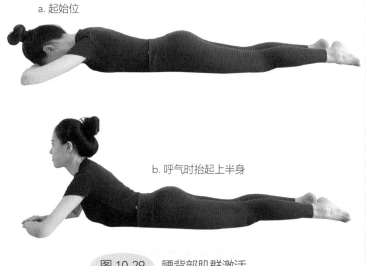

a. 起始位

b. 呼气时抬起上半身

图 10-29　腰背部肌群激活

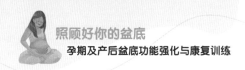

5. 骨盆时钟运动

（1）训练体位：仰卧位，屈髋屈膝，双脚与髋同宽平放于垫上。双手放于髋部两侧。想象腹部有一个表盘，肚脐为 12 点钟方向，耻骨联合为 6 点钟方向，左右髂前上棘分别为 3 点钟和 9 点钟方向。

（2）训练动作

1）放松呼吸，让骨盆在 12 点钟和 6 点钟的方向上下来回缓慢卷动，每个动作 3～5 次（图 10-30）。

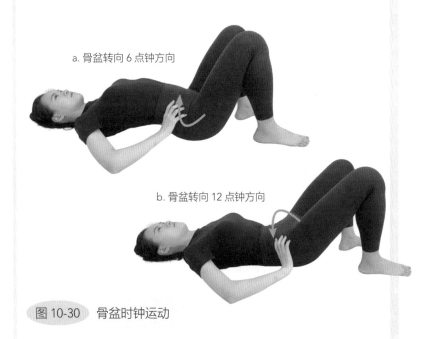

a. 骨盆转向 6 点钟方向

b. 骨盆转向 12 点钟方向

图 10-30　骨盆时钟运动

2）放松呼吸，让骨盆在 3 点钟和 9 点钟的方向左右来回缓慢运动，每个动作 3～5 次。

3）放松呼吸，让骨盆沿着时钟从 1 点至 2 点、3 点……直至 12 点钟的方向做顺时针缓慢转动，再返回来沿着时钟 12 点至 11 点、10 点……直至 1 点钟的方向做逆时针缓慢转动，每个动作 3～5 次。

（3）**注意事项：**训练时不要屏气，保持下肢稳定，动作越慢越好。骨盆卷向 6 点钟时，骶尾骨压实地面，骨盆卷向 12 点钟时，腰部压实地面。如有疼痛不适立即停止。有腹直肌分离者禁做此动作。

（三）纠正假胯宽的训练

1. 开蚌运动

（1）**训练体位：**侧卧位，将头放在下方手臂上，上方手放于身体前方稳定支撑，屈髋屈膝 90°，双膝双脚并拢（图 10-31a）。

（2）**训练动作：**吸气时左侧髋关节外展外旋，即缓慢地将上方的膝关节抬起（图 10-31b）；呼气时缓慢落下，将膝关节内收还原。两侧交替进行，10～20 次/侧，2～3 组/日。

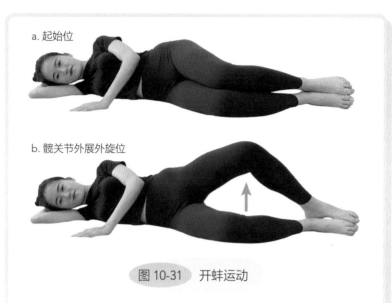

a. 起始位

b. 髋关节外展外旋位

图 10-31　开蚌运动

（3）**注意事项：**此动作是纠正假胯宽非常好的体式。注意将腿外展外旋时，骨盆应保持不动，避免身体后仰；内收还原时，速度宜慢，不可自由落体，以募集更多的肌肉纤维参与离心收缩；运动过程中一定要收紧腹部，保持核心稳定。

2. 加强版开蚌运动

（1）**训练体位：**在开蚌运动的基础上，将弹力带套在膝关节上方大腿远端（图 10-32a）。

（2）**训练动作：**吸气时左侧髋关节外展外旋，即缓慢地将膝关节抬起，对抗弹力带的阻力（图 10-32b）；呼气时缓慢落下，将膝关节内收还原。两侧交替进行，10~20 次 / 侧，2~3 组 / 日。

（3）**注意事项：** 同开蚌运动。

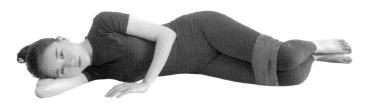

a. 起始位

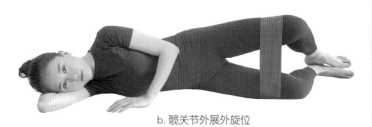

b. 髋关节外展外旋位

图 10-32　加强版开蚌运动

3. 三点支撑后抬腿训练

（1）**训练体位：** 四点支撑位，两手与肩同宽，两肩在双手的正上方，大腿垂直于地面，双膝与髋同宽，双脚与膝同宽，头与躯干保持中立位（图 10-33a）。

（2）**训练动作：**吸气准备，小腹自然放松；呼气时腹部收紧，左腿屈曲缓慢向后上方抬起（图 10-33b）；再吸气不动，呼气时缓慢将左腿还原。两侧交替进行，5～10 次 / 侧，2～3 组 / 日。

（3）**注意事项：**大腿向后上方抬起时发力部位是臀部肌肉，同时要收紧腹部，不可塌腰代偿。如有手腕部疼痛可选择肘支撑位训练。

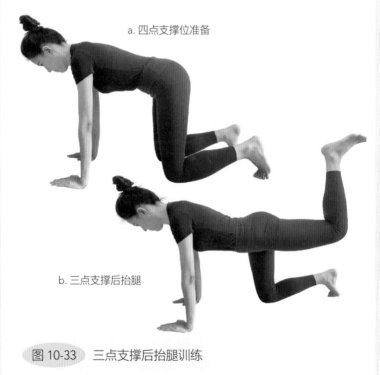

a. 四点支撑位准备

b. 三点支撑后抬腿

图 10-33　三点支撑后抬腿训练

（四）骨盆放松复位整理

1. 椅上骨盆运动

（1）**训练体位**：端坐在椅子上，头、颈、躯干保持中立位并向上延展；双腿屈曲，髋、膝、踝关节保持90°，膝关节、脚尖朝向前方；双手自然放松于腰部两侧。

（2）**训练动作**：自然呼吸，吸气时做骨盆前倾运动，呼气时做骨盆后倾运动，前后各做8～10次/组；再做骨盆左右侧倾运动，呼气时侧倾，吸气时还原，左右各做8～10次/组，2～3组/日（图10-34）。

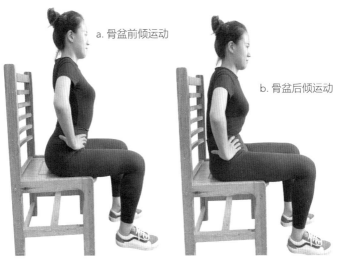

a. 骨盆前倾运动

b. 骨盆后倾运动

图10-34　椅上骨盆运动

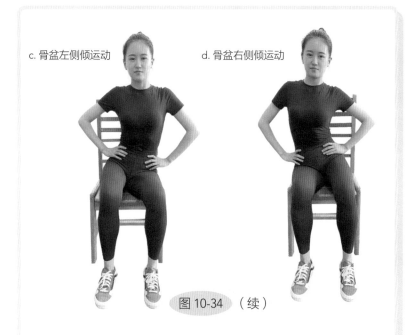

c. 骨盆左侧倾运动　　　　d. 骨盆右侧倾运动

图 10-34 （续）

（3）**注意事项：** 此动作用于纠正骨盆的前倾、后倾和侧倾，增加骨盆的活动性。运动时，尽量保持头、颈、躯干在中立位，不可用上半身带动骨盆运动。有腹直肌分离者禁做骨盆前后倾运动，有耻骨联合分离者禁做骨盆侧倾运动。

2. 瑜伽球上骨盆运动

（1）**训练体位：** 端坐在瑜伽球上，头、颈、躯干保持中立位并向上延展；双腿屈曲，髋、膝、踝关节保持90°，膝关节、脚尖朝向前方；双手自然放松于腰部两侧。

（2）**训练动作：**利用瑜伽球方便灵活的滚动作用，做骨盆前倾、后倾和左右侧倾运动，还可增加骨盆的旋转运动（分别向左右两侧画圈），两侧交替旋转，各做 8～10 次／组，2～3 组／日（图 10-35）。

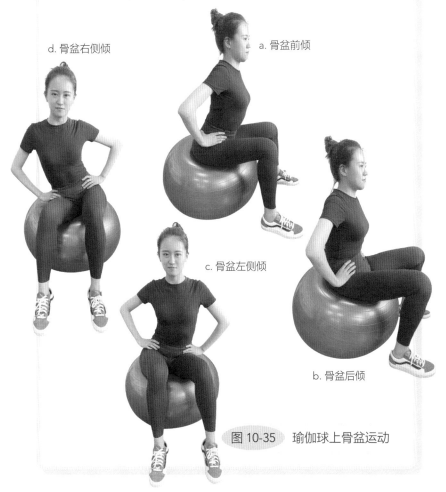

d. 骨盆右侧倾

a. 骨盆前倾

c. 骨盆左侧倾

b. 骨盆后倾

图 10-35 瑜伽球上骨盆运动

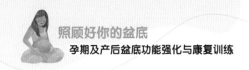

（3）**注意事项：** 瑜伽球会增加运动的不稳定性，运动时注意安全，防止跌倒。与椅上骨盆运动一样，尽量保持头、颈、躯干在中立位，不可用上半身带动骨盆运动。如果瑜伽球的直径较大，不能保持髋、膝、踝关节呈90°，可放掉少量球内气体。有腹直肌分离者禁做骨盆前后倾运动，有耻骨联合分离者禁做骨盆侧倾运动。

产后骨盆关节康复程度存在较大的个体差异，部分女性在产后3~6个月内由于激素水平的恢复，骨盆关节可自行复位。部分女性由于自我恢复能力不足、劳累、骨骼错位、不良生活习惯以及疼痛等因素，并非都能自行恢复。当然，我们应该理性地对待自己的产后骨盆修复，不必担惊受怕，更不可盲目跟从。首先要进行初步的自我评估，通过一些简单的方法自我调整和训练。但受到专业知识不足的影响，自我解决能力相对局限，训练后仍存在骨盆移位、体态异常、疼痛不适等，请到专业的康复机构寻求康复治疗师的帮助。愿每位产妇都能恢复孕前的优美曲线！

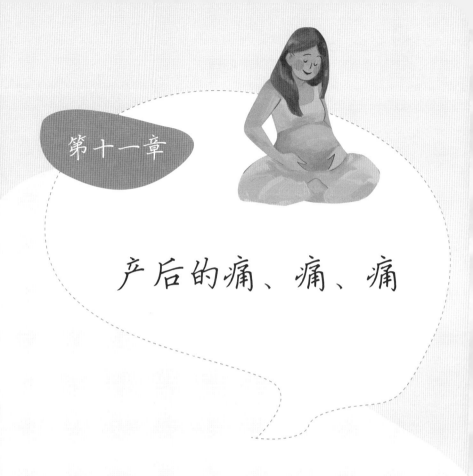

第十一章

产后的痛、痛、痛

女性在妊娠过程中，因内分泌及解剖结构等方面发生一系列的变化，对全身骨关节都会产生影响，几乎所有妊娠女性都出现过不同程度的骨关节不适。一般认为，许多由妊娠引起的骨关节症状可自行缓解，但是一部分妊娠女性的症状严重影响生活质量，甚至一直延续，这就需要寻求

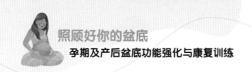
专业人员帮助处理。其中耻骨联合分离痛、腰痛和尾骨痛是较常见的产后骨关节疾病（图11-1）。

一、产后"鸭步"——耻骨联合分离痛

（一）诱因与危害

女性在正常妊娠晚期或产后，由于内分泌的变化及胎儿的迅速长大和/或分娩时不正确的用力、胎儿过大、用力过猛等因素造成耻骨联合损伤，使耻骨联合间隙变宽、活动性增加，出现耻骨联合分离，导致耻骨联合处、骶髂部、腹股沟处疼痛，翻身、步行、上下楼梯时疼痛加重，甚至不能正常步行，呈鸭步步态等症状，严重影响孕产妇的日常活动及心理状态（图11-2）。

（二）自我评估

那么，遇到这样的情况，宝妈们该如何进行自我评估呢？

1. 疼痛

耻骨联合处剧痛，活动、翻身时加重，部分患者出现腰背部、腹股沟区疼痛等（图11-3）。

2. 活动受限

翻身、行走、上下楼梯困难，呈"鸭步"步态（图11-4）。

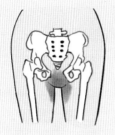
a. 耻骨联合分离痛

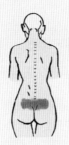
b. 腰痛

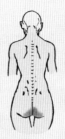
c. 尾骨痛

图 11-1　产后常见的疼痛部位

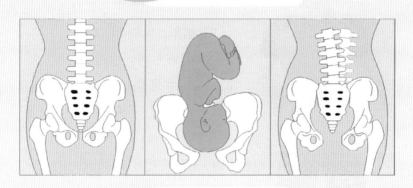

图 11-2　产后耻骨联合分离

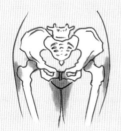
前面观

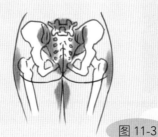
后面观

图 11-3　耻骨联合分离的常见疼痛部位

3. 耻骨联合触诊——间隙增宽、错位或局部压痛

（1）目的： 感受双侧耻骨联合间隙是否增宽，或存在上下前后错位。

（2）方法： 仰卧于床上，一手拇指沿耻骨联合上缘、下缘和表面横向轻触，感受耻骨联合上下左右是否在同一平面，是否有耻骨联合间隙增宽（图 11-5）。

（3）结果： 可能会触摸到上下左右不等高或左右间隙过大（图 11-6），同时按压耻骨联合处会伴有疼痛。正常情况下，耻骨联合间距约为 4～5 毫米，孕产妇可生理性增宽 2～3 毫米，但一般不会超过 10 毫米，一般认为耻骨联合间距超过 10 毫米就会引起症状，即可判定为耻骨联合分离症；若 ≥ 25 毫米，则需要手术治疗。

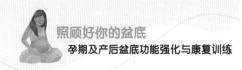

图 11-4 "鸭步"步态

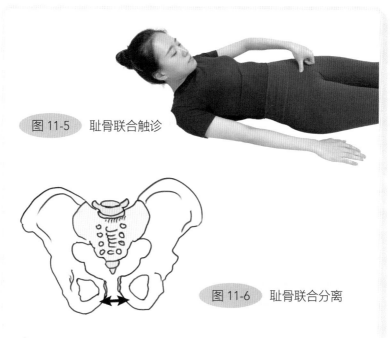

图 11-5　耻骨联合触诊

图 11-6　耻骨联合分离

4. 特殊试验

骨盆挤压试验和骨盆分离试验是判定耻骨联合分离的常用特殊检查方法，因对专业要求较高，须由专业人员操作。

如果经过自我初步评估，发现翻身、走路或上下楼梯时耻骨联合处疼痛明显，经手触摸耻骨联合间隙较宽或不在同一水平，可以初步判断有耻骨联合分离情况，如果是严重疼痛、活动受限者，需到医院做专科系统检查，确定分离程度并接受治疗。

（三）日常管理

1. 科学饮食。在保证营养的前提下，控制孕妇和胎儿的体重。详见第三章。

2. 孕期和产后早期避免过久站立，避免抬举和推拉重物，避免单腿站立穿脱衣物，改掉跷二郎腿等不良习惯。

3. 在无痛的情况下适当运动，在床上移动脚和臀部时尽量平行缓慢移动，坐起时腰背部垫一软枕。

4. 按摩放松耻骨联合上面的腹直肌和锥状肌、大腿内侧肌肉、腰背部肌肉，适当按摩耻骨联合处（图 11-7）。

5. 正确的哺乳姿势。产后早期，韧带没有恢复到生产前。通常产妇每次哺乳会持续 20 分钟左右，甚至更长，长时间不当的哺乳姿势使得两腿之间产生剪切力，对骨盆影响较大，会产生或加重耻骨联合分离（图 11-8）。正确的哺乳姿势见图 11-18c。

6. 剧烈疼痛者，需进行骨盆制动，骨盆带固定（是骨盆带不是腹带）可限制耻骨联合活动和受力，加速软骨愈合，缓解疼痛，促进耻骨恢复。产后常用宽 25～30 厘米的双层弹力束带环绕束缚骨盆，束带的松紧度以不影响下肢血液循环和骨盆承受为标准。弹性骨盆带固定的力点为两侧髋关节（股骨大转子），环体束缚骨盆，持续到症状消失（图 11-9）。

7. 卧位选择。产前鼓励左侧卧位，产后以仰卧位或会阴侧切伤口健侧卧位为宜（通常侧切伤口在左侧，那么就选择右侧卧位）。疼痛剧烈者卧硬板床休息。对于翻身困难者，鼓励并协助

图 11-7　按摩放松耻骨联合周围肌肉

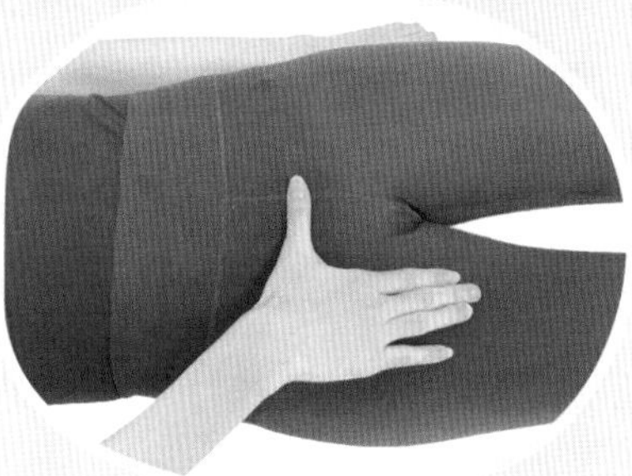

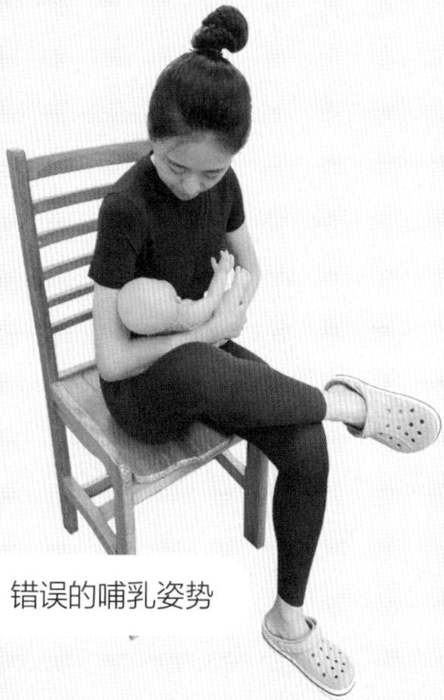

图 11-8　错误的哺乳姿势

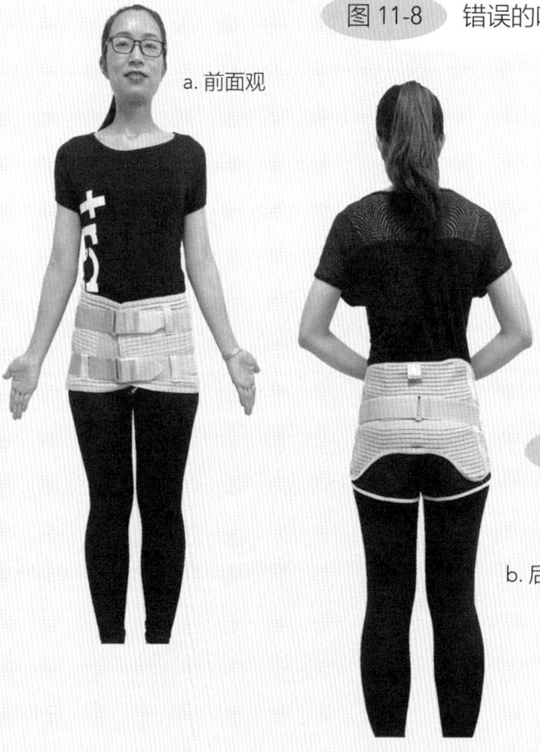

a. 前面观

图 11-9　骨盆带固定

b. 后面观

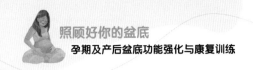
其翻身，翻身时尽量防止耻骨联合处发生剪切运动，避免皮肤损伤。

（四）训练方法

　　为预防孕期及产后耻骨联合分离的发生，建议在备孕期间即开始核心肌群稳定训练，以增加腰椎和骨盆稳定性，更好地支撑孕妇承托日渐长大的胎儿。注重腹式呼吸训练，同时科学、系统地学习孕妇正确的日常坐卧姿势，进行适当锻炼及柔韧性训练，并坚持至产后。

1. 腹式呼吸

　　（1）训练体位：仰卧位，双手放在腹部两侧，双腿屈曲，双脚平放于床面。全身放松，先轻抬尾骨，再缓慢将臀部朝天花板方向抬起（只抬臀部），再轻轻放下，让腰椎与床面贴合。

　　（2）训练动作：用鼻缓慢吸气，吸气时腹部、下胸廓向各个方向打开，稍膨隆，感觉空气直接进入了腹部，维持3秒或者不维持。用嘴轻轻持续呼气，嘴型呈吹蜡烛样，想象正在吹蜡烛，但是不能把蜡烛吹灭，同时，收缩盆底肌和腹部深层肌肉（腹横肌），直至将气体全部呼出，循环5个呼吸/组，4~6组/日（图11-10）。

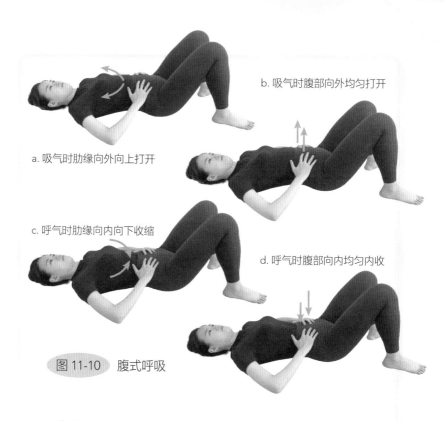

b. 吸气时腹部向外均匀打开

a. 吸气时肋缘向外向上打开

c. 呼气时肋缘向内向下收缩

d. 呼气时腹部向内均匀内收

图 11-10　腹式呼吸

（3）**注意事项：**呼吸要深长而缓慢，用鼻吸气用口呼气。屏息维持时间因人而异，呼吸节奏尽量放慢加深。休息时间自然呼吸。训练过程中不应该出现头晕，若出现头晕说明训练不当，应立刻恢复自然呼吸，减少屏气时间。

2. 双桥训练

（1）**训练体位：**仰卧位，双腿屈曲，双膝关节分开与

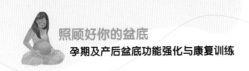

髋同宽，双脚间距与髋同宽平放于床面，脚跟距离臀部1～1.5倍脚掌长度。

（2）**训练动作：**自然呼吸，臀部用力，依次缓慢地将臀部、下腰部、背部逐级抬起，维持5～10秒，再依次缓慢地将背部、下腰部、臀部逐级放下；若可以很好地掌握腹式呼吸，可以在动作时配合腹式呼吸，吸气准备，呼气时缓慢地将臀部和腰背部抬起。8～10个/组，2～3组/日（图11-11）。

（3）**注意事项：**动作开始前保证腰椎与床面贴合，避免发力不对，造成腰部疼痛；抬起和放下时都是依次缓慢地进行，切忌背部和颈部用力。

3. 猫式运动

（1）**训练体位：**四足跪位，双膝打开与髋同宽，小腿

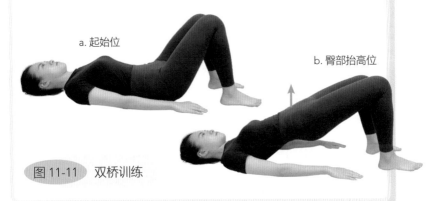

a. 起始位

b. 臀部抬高位

图 11-11　双桥训练

及脚背紧贴于床面，脚心朝天花板，注意大腿与小腿、大腿与躯干均呈直角，腰背挺直，躯干与床面平行。双手与肩同宽撑于床面，手臂与床面成直角，指尖指向正前方（图11-12a）。

（2）**训练动作：**吸气时慢慢地将臀部翘高，塌腰，躯干形成一条弧线，双眼望向前方，垂下肩肘，保持颈椎与脊椎呈一直线，不要过分抬头（图11-12b）。呼气时慢慢地把腰背部向上拱起，低头将双眼望向肚脐，尾骨卷向耻骨联合方向，直至背部有伸展的感觉，8～10个/组，2～3组/日（图11-12c）。

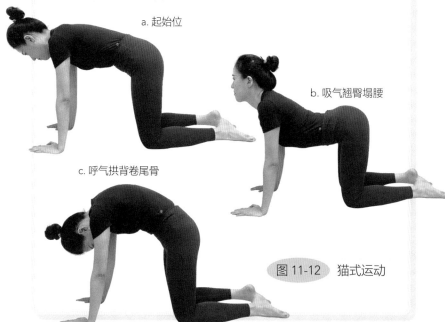

a. 起始位

b. 吸气翘臀塌腰

c. 呼气拱背卷尾骨

图 11-12　猫式运动

（3）**注意事项**：练习时，一定要注意保持身体的平衡，以免扭伤腰椎和颈椎。臀部上抬时，髋部不要左右晃动，注意观察两肩是否在一条直线上，肩部向外打开，切忌耸肩。练习这个体式时，动作应轻柔与缓慢，并配合正确的呼吸。有腹直肌分离情况时慎做此动作。

4. 柔韧性训练

（1）拉伸大腿内收肌

1）训练体位：坐于垫上或床上，将双下肢伸直，双手放于身体两侧或两腿之间。

2）训练动作：先轻揉两侧大腿的内侧肌肉，以放松内收肌。双腿逐渐向外打开，双手放在垫上尽量向前伸，当大腿内侧出现明显的牵拉感时维持 15～30 秒，牵拉感减轻后再将双腿继续向外打开至有明显的牵拉感，如此循序渐进。当双下肢打开有明显牵伸痛的时候，就缓慢地将双下肢稍微向中间靠拢，直到可以自如地活动双下肢，不要一下全部靠拢，以免引发疼痛。适当活动双下肢之后，继续牵伸，3 个牵伸动作 / 组，2～3 组 / 日（图 11-13）。

3）注意事项：牵伸前先轻揉以放松两侧的大腿内收肌。牵伸时应循序渐进，一定要缓慢、持续，以轻微的牵拉感为好，大腿内侧不要有明显疼痛，轻微疼痛是正常的。尽量保持 15 ~ 30 秒及以上。渐进性收回双腿。

（2）拉伸髂腰肌

1）训练体位：单膝跪位，右腿在前方呈弓箭步，左腿在后呈跪姿，头与躯干保持中立位。

2）训练动作：双手支撑于右侧大腿并下压，左腿尽量向后延伸，牵拉髂腰肌，保持 30 秒，两侧交替进行。左右各 3 次牵伸动作 / 组，2 ~ 3 组 / 日（图 11-14）。

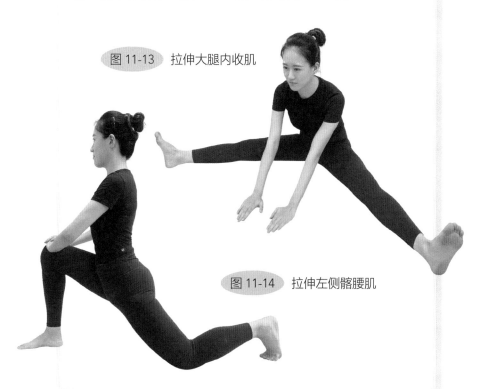

图 11-13　拉伸大腿内收肌

图 11-14　拉伸左侧髂腰肌

3）**注意事项：**注意前方腿的膝关节不要超过脚尖；腹部收紧，避免出现腹部前挺塌腰代偿，保证髂腰肌和大腿前侧被充分拉伸。

5. 两夹一分开

（1）**一夹**

1）**训练体位：**仰卧位，屈髋屈膝，双脚与床面保持水平，脚跟距离臀部 1 ~ 1.5 倍脚掌长度，同双桥训练的调整动作一样，使腰部与床面贴合。

2）**训练动作：**让宝妈双膝夹住直径约 20 厘米的皮球或家人的拳头，在无痛范围内夹紧皮球或拳头，持续夹紧 3 ~ 5 秒，放松 2 秒，6 次 / 组，3 组 / 日（图 11-15a）。

3）**注意事项：**动作轻柔、缓慢，仅 20% ~ 30% 发力即可，放松时应缓慢放松，避免引发疼痛；发力时收紧腹部，避免腰部抬离床面；皮球须稳定，不能晃动。

（2）**二夹**

1）**训练体位：**同一夹训练体位。

2）**训练动作：**宝妈双膝夹住家人前臂，在无痛范围内尽量夹紧家人的前臂，前臂需稳定地放于双膝关节之间，不能移动，以免产生疼痛，持续夹紧 3 ~ 5 秒，放松 2 秒，6 次 / 组，3 组 / 日（图 11-15b）。

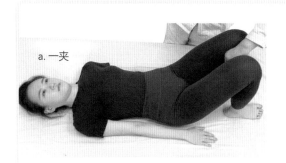

a. 一夹

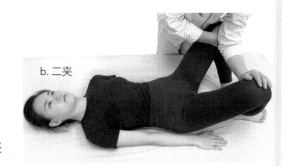

b. 二夹

图 11-15　两夹

3）**注意事项**：动作宜轻柔、缓慢，放松时应缓慢放松，避免引发疼痛；用力夹紧双腿时，一定收紧腹部，避免腰部抬离床面。

（3）一分开

1）**训练体位**：同一夹训练体位。

2）**训练动作**：宝妈双膝内侧面紧紧靠拢，家人用双手分别在宝妈的双膝外侧向内轻推，让宝妈在无痛范围内试

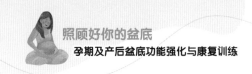

图向外分开双膝，即轻轻对抗阻力（仅用 20%~30% 的力量即可），持续 3~5 秒，放松 2 秒，6 次 / 组，3 组 / 日（图11-16）。

3）注意事项：动作轻柔、缓慢，宝妈双膝分开的力量与家人施加的阻力需恒定，发力时并不发生关节活动，也不可引起疼痛。用力外展双膝时腹部收紧，避免腰部抬离床面。

耻骨联合分离的治疗强调"早诊断、早治疗"，如果自己尝试处理后，疼痛仍然持续或者加重，需要尽快到医院寻求康复治疗师接受专业治疗。

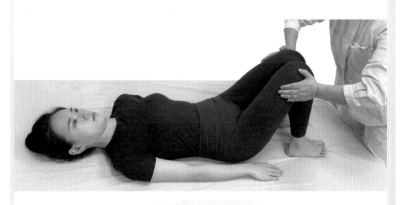

图 11-16　一分开

二、产后腰痛

产后腰痛是指妇女在产褥期发生的以腰部和骶髂关节周围的疼痛为主要表现的一种常见症状，可伴有下肢的放射性疼痛、腰部活动受限、腰椎生理曲度改变、腰背部肌肉紧张等。

（一）诱因与危害

一般认为产后腰痛是孕期腰背部负荷过大及生理功能改变共同导致的。随着胎儿逐渐长大，孕妇子宫在逐渐增大的同时，腰部的负荷也在不断增加，腰椎生理曲度增大，腰背部肌肉代偿性张力增高而导致疼痛，但在产后多数人会有不同程度的缓解。对于一些女性而言，妊娠期间的腰痛可能就是其终身腰痛的开始。目前，关于产后腰痛的临床治疗现状不佳，缺乏专业的针对性治疗和健康指导，导致部分患者以消极的方式应对，极大降低了产后女性日常生活质量和工作能力，长时间疼痛还容易产生精神障碍，如焦虑、抑郁等。因此，出现了产后腰痛，就应该积极应对。

（二）自我评估

1. 疼痛部位。疼痛常发生单侧或双侧腰骶部、臀部、腰部，有的会伴有下肢的神经放射痛，影响日常活动（图11-17）。

2. 通常在活动时或者长时间处于同一姿势时出现不适，休息后可缓解。

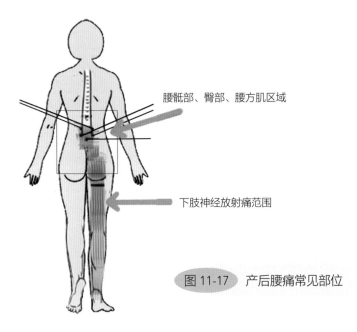

腰骶部、臀部、腰方肌区域

下肢神经放射痛范围

图 11-17　产后腰痛常见部位

3. 产后腰痛的女性还可能会合并腹直肌分离、耻骨联合分离、盆腔炎症或粘连、盆腔器官脱垂、恶露排出不畅等问题。

（三）日常管理

1. 注意情绪管理，保持愉悦的心情。

2. 注意膳食搭配，保证营养供应，特别是钙的摄入。

3. 避免劳累，注意休息，保证充足的睡眠。

4. 哺乳和照顾宝宝的姿势管理。避免不良坐姿、站姿，避免长时间处于同一姿势。

下面介绍三种母乳喂养的正确体位。

（1）摇篮式哺乳法

选择原则：哺喂顺产或剖宫产的足月新生儿或月龄稍大婴儿时选择此方法。

具体方法：宝妈坐在有扶手或有靠背的椅子上，脚踩在矮凳上，双腿上横放一个软枕，把婴儿放在软枕上，用臂弯托住婴儿的头部，让婴儿面向妈妈，保持头、颈部、躯干呈一条直线，婴儿位于下面的胳膊放在妈妈胳膊下面（图 11-18a）。

（2）橄榄球式哺乳法

选择原则：适用于早期哺乳，以及剖宫产手术后避免压迫刀口。

具体方法：宝妈坐于有扶手或有靠背的椅子上，脚下踩矮凳，腿上竖放一个软枕，婴儿面朝妈妈躺卧在软枕上，将婴儿双脚夹于腋下，同侧手掌托住婴儿头及颈部，前臂固定婴儿背部，另一侧手托起乳房（图 11-18b）。

（3）侧卧式哺乳法

适合人群：剖宫产后或因分娩、哺乳引起身体虚弱、疲乏、会阴有伤口或耻骨联合分离等无法坐姿哺乳者。

具体方法：宝妈侧卧在床，身后及头肩部用软枕依靠，有耻骨联合分离者在两膝间垫一个软枕；婴儿面向妈妈，保持头部、颈部、躯干在一条直线上；宝妈身体下侧的胳膊可搂着婴儿头颈部并稳定躯干，另一手托住乳房（图 11-18c）。

a. 摇篮式哺乳法

b. 橄榄球式哺乳法

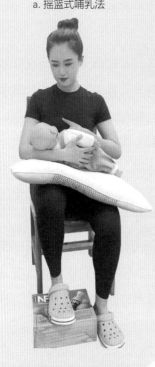

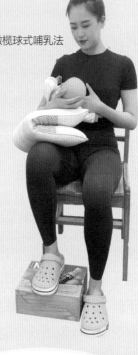

c. 侧卧式哺乳法

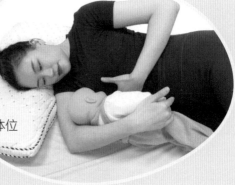

图 11-18　母乳喂养的正确体位

1. **如何在照顾好宝宝的同时，避免自己惹上腰痛**

这一点非常重要，大多数产后腰痛来源于不良的日常动作和异常姿势，建议在日常生活中做好动作管理。

（1）需要将宝宝从床上或沙发上抱起时，应该先下蹲，收紧腹部和盆底肌再抱起宝宝，而不是弯腰直接抱起（图 11-19）。

（2）不要弯腰换尿片。尽量将宝宝放到一个和自己身高相匹配的平面上，台面约与肚脐平齐，建议在桌面或护

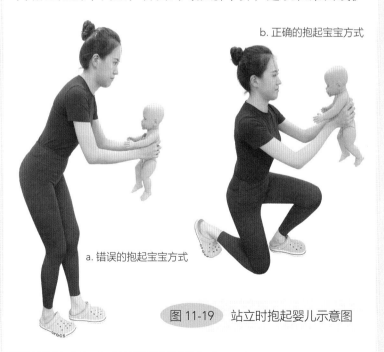

b. 正确的抱起宝宝方式

a. 错误的抱起宝宝方式

图 11-19　站立时抱起婴儿示意图

理台上操作；若需要在床上或沙发上换尿片，建议宝妈跪于软垫上再给宝宝换尿片，全程避免弯腰（图 11-20 ）。

（3）坐着抱宝宝时，应坐在有靠背的椅子上，让腰背部有外力支撑，在膝上放置一个软枕来抬高宝宝，脚下放置一个矮凳，这样在哄逗宝宝时可以尽量避免含胸、弯腰，使腿部放松，减轻对腰背部肌肉的牵拉，切忌含胸、弯腰抱宝宝（图 11-21 ）。

（4）平时捡东西的时候也要注意，正确的姿势应当是屈膝下蹲，保持正常的腰部曲度，不要弯腰弓背，因为弯腰弓背捡东西使腰椎压力增大，易造成腰痛（图 11-22 ）。

2. 必要时可佩戴腹带，同时配合核心训练

腰痛使用腹带有利有弊，建议在专业人士指导下使用，不建议长时间佩戴。产后腰痛急性期合理使用腹带，相对固定腰部，让腰部软组织适当放松，有助于缓解腰部疼痛，同时对松弛的腹部起到很好的支撑作用。但是，如果使用不合理，可能导致疼痛加重，影响腰部的血液循环以及呼吸、消化系统功能，还会导致器官脱垂等盆底功能障碍性疾病的发生。那么，在产后腰痛的急性期需要佩戴腹带时，该如何选择和佩戴腹带呢？

选择纯棉、无弹性、分段束缚的腹带为宜。纯棉、透

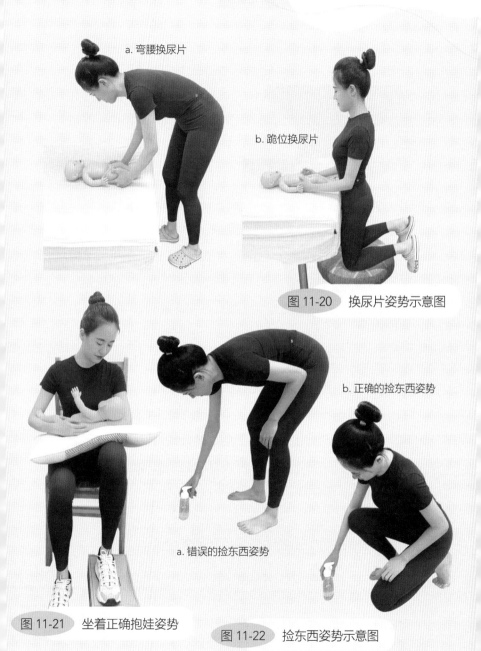

a. 弯腰换尿片

b. 跪位换尿片

图 11-20　换尿片姿势示意图

b. 正确的捡东西姿势

a. 错误的捡东西姿势

图 11-21　坐着正确抱娃姿势

图 11-22　捡东西姿势示意图

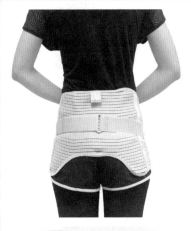

图 11-23　骨盆带的系法

气性好、无弹性、分段束缚的腹带可以更好地贴合体形，且压力稳定、施压均衡。

（1）腹带不能只绑在腰腹部，最好绑在盆骨附近。在佩戴腹带时，骶尾关节应该是没有压力的。要松紧适度，不能紧到影响血液循环，更不能影响呼吸、进食，甚至导致腹压增加，造成盆腔器官脱垂（图 11-23）。

（2）佩戴腹带时间不建议太长，晚上睡觉时最好解去腹带，白天也不能一直绑着腹带，躺在床上或坐着休息时不需要佩戴。产后腰痛的急性期以及活动时才需要使用腹带，使用时间一般不超过 1 周，以免长期佩戴腹带影响身体血液循环，限制腰、腹、背部肌肉的活动。

3. 在日常生活中还要注意保持正确的坐姿

（1）不宜坐低于 20 厘米的矮凳。

（2）不要跷二郎腿。

（3）不要采取半坐位。

（4）坐有靠背的椅子，可使腰背部处于相对松弛的状态。

4. 疼痛控制效果不好时，应尽早寻求专业人士诊治，目前的产后康复鱼龙混杂，宝妈们需要用心甄别，建议前往正规、专业的康复机构进行专业评估与科学治疗。

（四）训练方法

预防和缓解产后腰痛最好的办法就是运动，您可以从备孕时就开始，以肌肉放松、腹式呼吸训练以及腰背肌肉、臀肌和骨盆稳定性训练等锻炼核心肌群为主，将人体维持在一个科学的生物力学体态上进行科学训练，并坚持至产后。还需要找康复专业人士评估，制订个性化的运动方案，引用钟南山院士的话："运动是治愈一切的良药"。

1. 放松训练

视个人情况而定，可以牵伸放松，也可以按摩放松。

（1）放松腰背部肌肉

1）**训练体位：** 采用跪坐大拜式，双腿并拢。

2）**训练动作：** 双上肢、头、颈、躯干尽量向前延展，

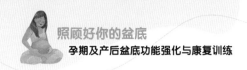

臀部尽量向后坐在小腿上，充分放松腰背部肌肉，保持 30 秒，2～3 次 / 日（图 11-24）。

3）**注意事项：** 身体保持中立位，避免腰部塌陷，臀部尽量坐在小腿上。

（2）拉伸梨状肌

1）**训练体位：** 仰卧位，左腿伸直，右腿屈曲外展外旋搭在左腿上，再将左腿屈曲，双手抱住左腿。

2）**训练动作：** 放松呼吸，尽量将左腿拉向躯干，感受右侧大腿后外侧和臀后部肌肉被拉伸的感觉，保持 15～30 秒，然后放松。两侧交替进行，左右各 3 次牵伸动作 / 组，2～3 组 / 日（图 11-25）。

3）**注意事项：** 抱起一侧的腿要保持中立位，不可出现内旋或外旋；如果感到大腿、臀部疼痛或放射痛，应停止训练。

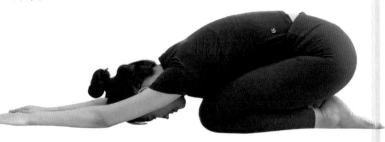

图 11-24　放松腰背部肌肉

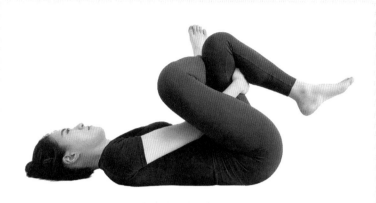

图 11-25　拉伸右侧梨状肌

因孕期腹部肌肉被牵拉而薄弱无力，髋部周围肌肉负荷过大，尤其是梨状肌过度代偿用力，出现肌肉短缩痉挛，常常是引起产后腰痛的主要原因，因此牵拉梨状肌进行放松极其重要。

（3）拉伸大腿内收肌

1）训练体位：坐于垫上或床上，将双下肢伸直并向外侧打开，双手放于身体两侧或两腿之间。

2）训练动作：双手放在垫上尽量向前伸，双腿逐渐向外打开，当大腿内侧出现明显的牵拉感时维持 15～30 秒。待牵拉感减轻后再将双腿继续向外打开至有明显的牵拉感，如此循序渐进。当将双下肢打开有明显牵伸痛的时候，就缓慢地将双下肢稍微向中间靠拢，直到可以自如地活动双下肢，不要一下全部靠拢。适当活动双下肢之后，继续牵伸，3 个牵伸动作 / 组，3 组 / 日（图 11-26）。

3）**注意事项：**牵伸应循序渐进，一定要缓慢、持续，以轻微的牵拉感为好，大腿内侧不要有明显疼痛，轻微疼痛是允许的。尽量保持 15 ~ 30 秒及以上。收回双腿时，要渐进性收回。

（4）拉伸髂腰肌

1）**训练体位：**单膝跪位，右腿在前方呈弓箭步，左腿在后呈跪姿，头与躯干保持中立位。

2）**训练动作：**双手支撑于右侧大腿并下压，左腿尽量向后延伸，牵拉髂腰肌，保持 30 秒。两侧交替进行，左右

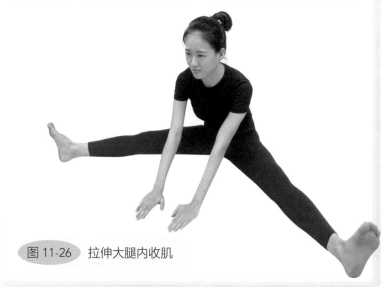

图 11-26　拉伸大腿内收肌

各 3 次牵伸动作 / 组，2 ~ 3 组 / 日（图 11-27）。

3）**注意事项：**注意前方腿的膝关节不要超过脚尖；腹部收紧，避免出现腹部前挺塌腰代偿，保证髂腰肌和大腿前侧被充分拉伸。

2. 核心训练

（1）**腹式呼吸：**见图 11-10。

（2）**双桥训练**

1）**训练体位：**仰卧位，屈曲髋关节和膝关节，双脚与床面保持水平，脚后跟距离臀部 1 ~ 1.5 倍脚掌长度，双脚

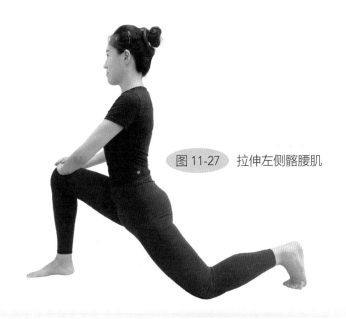

图 11-27 拉伸左侧髂腰肌

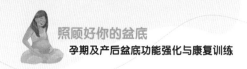

和双膝分开与骨盆同宽。先轻抬尾骨，再缓慢将臀部朝天花板方向抬起（只抬臀部），再轻轻放下，让腰椎更好地与床面贴合（图 11-28a）。

2）**训练动作：** 自然呼吸，臀部和腰部用力，依次缓慢地将臀部、下腰部、背部抬起，维持 5 ~ 10 秒（图 11-28b），再依次缓慢地将背部、下腰部、臀部放下；若可以很好地掌握腹式呼吸，可以在做动作的时候配合腹式呼吸，吸气准备，呼气缓慢将臀部和腰背部抬起。8 ~ 10 个 / 组，3 组 / 日。

3）**注意事项：** 动作开始前保证腰椎与床面贴合，避免用力不适，造成腰部疼痛；抬起后，双膝关节之间保持与骨盆同宽；抬起和放下时都是缓慢进行，切忌背部和颈部用力。

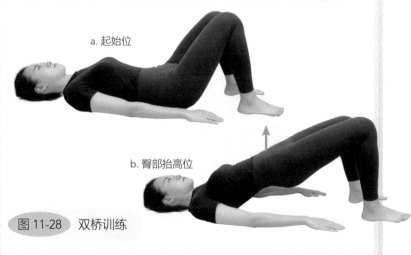

a. 起始位

b. 臀部抬高位

图 11-28　双桥训练

（3）猫式运动

1）训练体位：四足跪位，双膝打开与髋同宽，小腿及脚背紧贴床面，脚心朝向天花板，注意大腿与小腿、大腿与躯干均呈直角，腰背挺直，躯干与床面平行。双手与肩同宽撑于床面，手臂与床面成直角，指尖指向正前方（图 11-29a）。

2）训练动作：吸气时慢慢地将臀部翘起，塌腰，躯干形成一条弧线。双眼望向前方，垂下肩肘，保持颈椎与脊椎连成一直线，不要过分把头抬高（图 11-29b）。呼气时慢慢地把腰背部向上拱起，带动面部向下方，视线望向肚脐方向，直至腰背部有伸展的感觉（图 11-29c），8~10 个 /组，3 组 / 日。

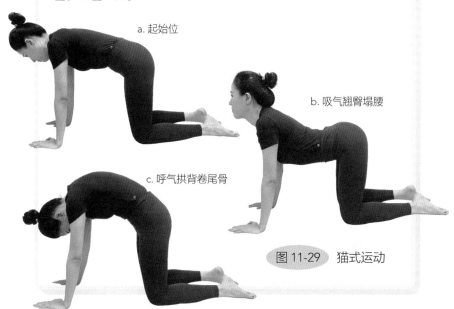

a. 起始位

b. 吸气翘臀塌腰

c. 呼气拱背卷尾骨

图 11-29　猫式运动

3）**注意事项：**练习时，一定要注意保持身体平衡，以免扭伤腰椎和颈椎。臀部上抬时，髋部不要左右晃动，注意观察两肩是否呈一条直线，肩部向外打开，切忌含胸耸肩。练习这个体式时，动作应轻柔与缓慢，并配合正确的呼吸。

（4）四点支撑抬膝训练

1）**训练体位：**双手间距与肩同宽支撑在垫上，手臂与垫面成直角，同时指尖指向前方；双脚、双膝间距与髋同宽，注意大腿与小腿及躯干成直角，躯干与垫面平行（图11-30a）。

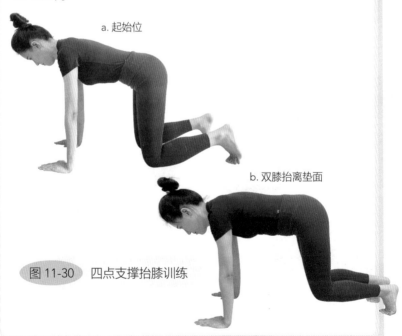

a. 起始位

b. 双膝抬离垫面

图 11-30　四点支撑抬膝训练

2）**训练动作：**吸气，收紧臀外侧，保持足尖向后蹬地；呼气，微微提臀，保持腰椎稳定，轻轻抬起双膝距离垫面约 5 ~ 10 厘米，保持 3 秒，10 个 / 组，2 ~ 3 组 / 日（图11-30b）。

3）**注意事项：**腹部收紧，最好有家人帮忙监督姿势是否正确，两侧是否对称。没有家人帮忙的话，对着镜子练习也是不错的选择。相比较训练的数量，我们更强调训练的质量。

三、产后尾骨痛

由于各种原因导致产后骶骨下部、尾骨部及相邻肌肉或其他软组织发生病变而产生疼痛称为产后尾骨痛，69% 的尾骨痛患者有尾骨的偏移和 / 或尾骨活动度增加。在普通人群中，尾骨痛男女比例约为 1：4，一方面，女性分娩是致病的高危因素；另一方面，男女坐位时承重部位不一样。正常情况下，尾椎之间关节由纤维软骨衔接，骶尾关节成缝隙结合，尾骨周围有肌肉韧带附着，当受伤或慢性损伤时可引起尾骨生理弧度改变，附着在尾骨周围的肌肉韧带发生失衡性挛缩，导致尾骨不稳定或变形而疼痛。从神经解剖学来说，尾骨前面有神经节贴附，如果尾骨受到急性或慢性损伤，也会产生疼痛（图 11-31）。

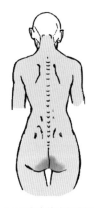
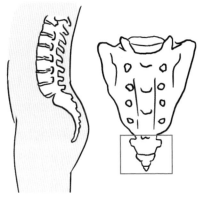

a. 尾骨疼痛体表投影区域　　　　　　b. 尾骨解剖示意图

图 11-31　尾骨疼痛区域

（一）诱因与危害

1. 产程中的损伤

孕妇在分娩时骶尾关节向外撑开（图 11-32a），可向后移动 30°左右，导致产后尾骨外翘（图 11-32b），有时还可引起隐性骨折而致痛，疼痛范围为尾骨周围及尾骨上附着的肌肉，产伤性尾骨痛多发生在初产或难产的产妇中，部分产妇的产后尾骨痛在一定期限内能自行恢复。

2. 直接创伤

孕期 / 产后滑倒时，或从高处落下时臀部着地，或尾骨被踢/外物撞击，可能会造成尾骨/骶椎与尾骨间关节扭伤或尾骨骨折，而引起尾骨周围疼痛。随着时间的推移，轻者可能几周后就不再疼痛，重者疼痛会持续存在（图 11-33）。

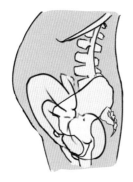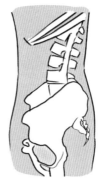

a. 产程中尾骨受到挤压   b. 产后尾骨发生位移

图 11-32   产程中对尾骨的损伤

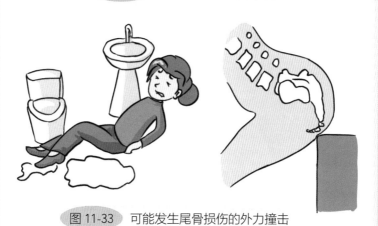

图 11-33   可能发生尾骨损伤的外力撞击

3. 盆底肌筋膜失衡

孕产期间，盆底肌筋膜紧张或松弛而发生失衡状态，导致盆底周围组织的张力及活动受限，产生疼痛，这种盆底肌筋膜张力异常导致的疼痛不仅仅出现在尾骨部，还有可能出现在其他部位。

4. 尾骨持续受压

如长时间半坐位，导致尾骨结构及周围软组织功能改变，局部韧带松弛，骨膜或周围软组织无菌性炎症等，有时会压迫或激惹尾骨神经，产生骶尾部疼痛，要想远离尾骨疼痛，从拒绝半坐位开始！

5. 坐位—立位姿势转换

有一些人坐着要站起来的时候觉得最痛，这是因为姿势转换的时候，尾骨有脱位或不正常的移动，严重者在走路时都会感到尾骨疼痛（图11-34）。

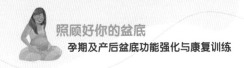

图 11-34　坐位—立位姿势转换时引发尾骨痛

6. 其他因素

可能与慢性盆腔炎、腰椎间盘突出、类风湿关节炎、骶髂关节炎等疾病相关，另外，尾骨痛还与情绪有关。

（二）自我评估

1. 疼痛

骶骨下部、尾骨部及相邻肌肉、其他软组织发生病变，多为尾骨局部疼痛。疼痛可因长时间坐位或斜靠坐位，长时间站立，坐位至站起姿势转换等引起。此外，排便、打喷嚏、跳跃等腹压增加时及性生活时也会发生疼痛。

2. 活动受限

尾骨不能受压，导致坐位站起时及步行时姿势异常，坐位时身体倾斜，不能步行、跳跃、下蹲或久坐。

3. 影像学检查

若严重疼痛、活动受限或经自我管理及训练后无改善，需到医院做影像学检查，再进一步诊断，以制订科

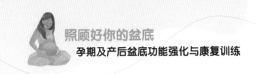

学、专业的治疗方案。

（三）日常管理

1. 日常生活中要注意休息，劳逸结合。

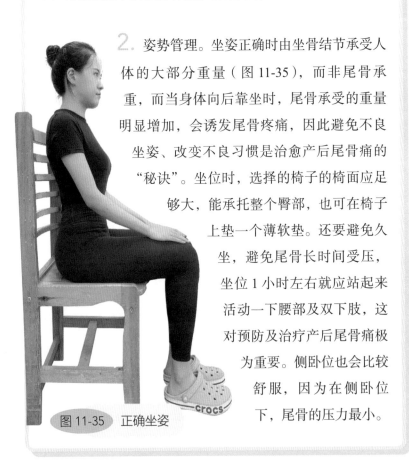

2. 姿势管理。坐姿正确时由坐骨结节承受人体的大部分重量（图11-35），而非尾骨承重，而当身体向后靠坐时，尾骨承受的重量明显增加，会诱发尾骨疼痛，因此避免不良坐姿、改变不良习惯是治愈产后尾骨痛的"秘诀"。坐位时，选择的椅子的椅面应足够大，能承托整个臀部，也可在椅子上垫一个薄软垫。还要避免久坐，避免尾骨长时间受压，坐位1小时左右就应站起来活动一下腰部及双下肢，这对预防及治疗产后尾骨痛极为重要。侧卧位也会比较舒服，因为在侧卧位下，尾骨的压力最小。

图 11-35　正确坐姿

3. 疼痛期坐位可以使用特殊类型的垫子，有助于缓解坐位对尾骨施加的压力。U形或楔形垫子通常很有帮助，垫子的开口区域放在座椅的后部，因此尾骨基本是"悬空"状态，O形垫子不如U形或楔形垫子有效（图11-36）。

4. 在骶尾部适当热敷（39～42℃）、按摩，可以帮助缓解相关的肌肉筋膜紧张痉挛或尾骨异位，缓解疼痛，低频电刺激也可以缓解尾骨疼痛。

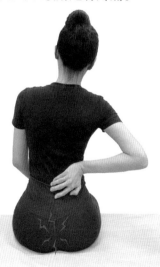 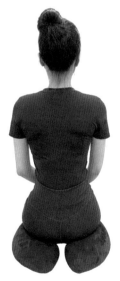

a. 久坐引发尾骨疼痛　　　　　b. U形垫开口应朝向后方

图 11-36　尾骨垫缓解尾骨痛

5. 局部可用消炎止痛膏、云南白药气雾剂等，以促进局部炎症的吸收，缓解疼痛。

6. 保持心情愉快，避免精神紧张、焦虑、便秘、睡眠等不良诱发因素。

（四）训练方法

注意：所有的训练均在无痛或轻微疼痛下完成，剧烈疼痛不建议做训练。

1. 腹式呼吸

（1）**训练体位**：仰卧位，双手放在腹部两侧，双腿屈曲，双脚平放于床面。全身放松，先轻抬尾骨，再缓慢将臀部朝天花板方向抬起（只抬臀部），再轻轻放下，让腰椎与床面贴合。

（2）**训练动作**：用鼻缓慢吸气，吸气时腹部、下胸廓向各个方向打开，腹部稍膨隆，感觉空气直接进入了腹部，维持3秒或者不维持。用嘴轻轻持续呼气，嘴型呈吹蜡烛样，想象正在吹蜡烛，但是不能把蜡烛吹灭，同时，收缩盆底肌和腹部深层肌肉（腹横肌），直至将气体全部呼出，循环 5 个呼吸 / 组，4 ~ 6 组 / 日（图 11-37）。

（3）**注意事项：**呼吸要深长而缓慢，用鼻吸气，用口呼气。屏息维持时间因人而异，呼吸节奏尽量放慢加深。休息时间自然呼吸。训练过程中不应该出现头晕，若出现头晕说明训练不当，应立刻恢复自然呼吸，减少屏气时间。

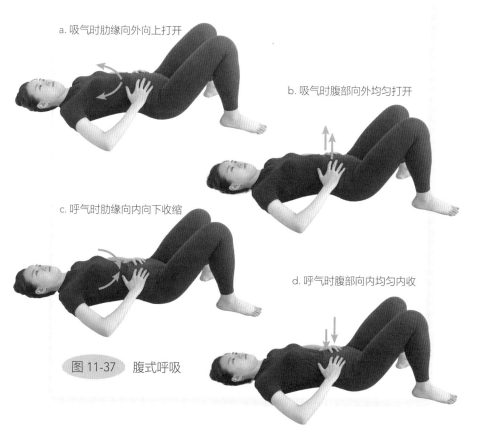

a. 吸气时肋缘向外向上打开

b. 吸气时腹部向外均匀打开

c. 呼气时肋缘向内向下收缩

d. 呼气时腹部向内均匀内收

图 11-37　腹式呼吸

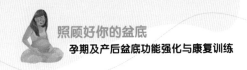

2. 尾骨操

（1）训练体位：端坐于椅子上，摆正骨盆位置，双侧坐骨结节承重，躯干向头部延伸、挺直，躯干与大腿、大腿与小腿分别呈90°，足尖朝向正前方。

（2）训练动作

动作一：将足跟着地，足尖勾起（图11-38a），左足尖缓慢向左旋转至最大范围，同时右足尖缓慢向右旋转至最大范围（图11-38b），维持3～5秒，双侧足尖再回到中立位，放于地板上，6～8个/组，2组/日。

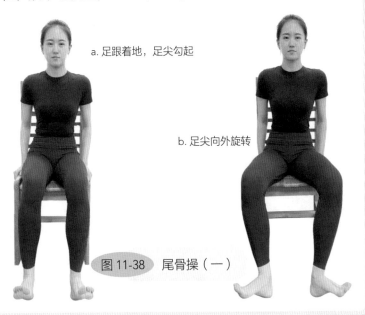

a. 足跟着地，足尖勾起

b. 足尖向外旋转

图 11-38　尾骨操（一）

动作二：将足尖着地，足跟抬起（图 11-39a），左足跟缓慢向左旋转至最大范围，同时右足跟缓慢向右旋转至最大范围（图 11-39b），维持 3 ~ 5 秒，双侧足跟再回到中立位，放于地板上，6 ~ 8 个 / 组，2 组 / 日。

3. 立位提拉

（1）**训练体位：**靠墙站立位，双脚并拢，双脚脚趾、内侧面、脚跟尽量贴合在一起。

（2）**训练动作：**双腿内收，以激活大腿内侧的力量；

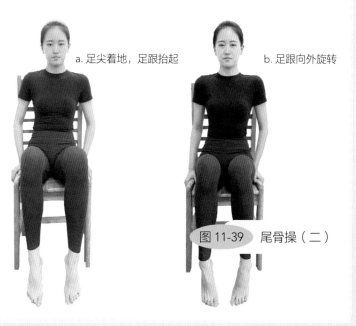

a. 足尖着地，足跟抬起　　　　b. 足跟向外旋转

图 11-39　尾骨操（二）

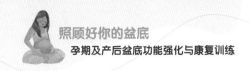
膝部绷直，膝盖上提，臀部向上提升，提拉大腿后部肌肉（若有疼痛，减少用力）；腹部微收，挺胸，脊椎向上伸展，颈部挺直，身体重量不能只放在脚跟和脚趾，要均匀分布（图11-40）。

（3）注意事项：收腹，但不可屏气，在自然呼吸状态下练习。

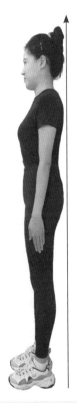

图 11-40　立位提拉

4. 坐位牵伸内收肌

（1）**训练体位：** 盘坐在垫子上后背靠墙，弯曲双膝收回双脚，脚掌相对，足跟尽量贴近大腿内侧近会阴处，脚尖向前。双手抓住双脚，腰背挺直，双眼望向前方（图 11-41a）。

（2）**训练动作：** 用双手轻轻上下弹动双腿以放松内收肌，深呼一口气后用双手轻轻按压双膝，用双肘的力量尽量将双腿平压在垫上坚持 10 个呼吸，并配合会阴收缩（图 11-41b）。再还原至初始位置。

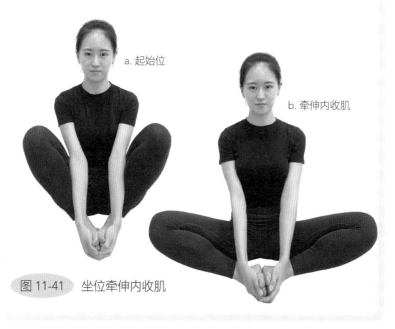

a. 起始位

b. 牵伸内收肌

图 11-41　坐位牵伸内收肌

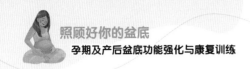
（3）**注意事项：**双腿分开及向下按压时，动作要缓慢持续用力。训练过程中会有轻微疼痛，若有明显疼痛立刻停止。

大多数尾骨痛会在姿势改善、治疗介入数天至数月内症状基本消退，但少数患者会发展为慢性疼痛。因此建议出现了产后尾骨疼痛，应尽早诊断，及早治疗，以免错过治疗的最佳时期。

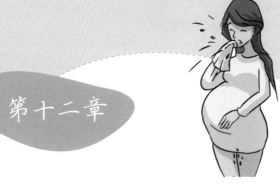

第十二章

腹直肌分离惹的祸——大肚腩

　　十月怀胎，一朝分娩，你的"A4腰"还在吗？每位女性都是当了妈妈后，才发现"孩子生下来就会恢复的"是最大的谎言！产妇常常困惑："为什么我的肚子还像怀孕七八个月那么大？"更令人百思不得其解的是，产后已经非常努力地锻炼健身，但肚子还是松松垮垮的，赘肉还是减不下去！造成这些问题的罪魁祸首可能是腹直肌分离！

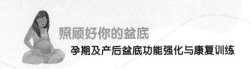
一、认识腹部肌肉

无论对改善腹直肌分离状态，还是对产后身材的恢复来说，了解腹部肌肉的结构和功能都是非常必要的。

我们都知道，腹腔内有很多脏器，腹壁就像一个"保护罩"，为内脏器官提供一个密闭的"容器"，在固定盆腔、腹腔脏器位置，维持腹压平衡，控制呼吸、咳嗽、排便、活动等方面发挥着重要作用。例如，腹肌为产妇分娩提供力量；呼吸时腹肌的动作会交替压缩和放松腹部的大血管，帮助把全身血液送回心脏；腹肌参与脊柱的前屈、侧屈和旋转运动，与腰背部肌群形成拮抗肌，共同维持人体的直立和核心稳定控制。

腹部肌肉主要包括腹直肌、腹外斜肌、腹内斜肌、腹横肌。腹直肌位于腹前壁正中线两侧，中间通过结缔组织——腹白线连接在一起。喜欢健身的人们常常以拥有"八块腹肌"为美，指的就是腹直肌！

腹外斜肌是腹部最浅层肌肉，自第 5 ~ 12 肋间外侧向内下行至髂嵴，前部移行为腱膜形成腹白线，参与腹直肌鞘的前层。腹内斜肌在腹外斜肌深面，自胸腰筋膜、髂嵴及腹股沟韧带外侧向上行至第 10 ~ 12 肋骨下缘，前部移行为腱膜形成腹白线，分前后两层包裹腹直肌，参与腹直肌鞘前后壁的构成。腹横肌位于腹壁的最深层，也是最薄的一块腹肌，自第 7 ~ 12 肋骨内面、胸腰筋膜、髂嵴和腹股沟韧带外侧，横向内行参与腹直肌鞘后层及腹白线的构成，它就像一条宽阔的腹带，维持身体稳定和控制

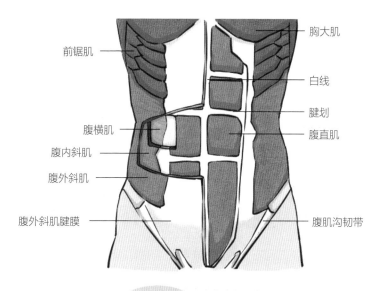

前锯肌

胸大肌

白线

腱划

腹横肌

腹直肌

腹内斜肌

腹外斜肌

腹外斜肌腱膜

腹肌沟韧带

图 12-1　　正常的腹肌

姿势。腹横肌、膈肌、多裂肌与盆底肌一起构成人体的核心肌
群，是人体重要的内核心肌。由此可见，腹直肌和腹白线的功能
状态与腹外斜肌、腹内斜肌、腹横肌以及盆底肌、腰背部的胸腰
筋膜、竖脊肌、多裂肌的功能状态密切相关的（图 12-1 ）。

二、什么是腹直肌分离

对于绝大多数的女性来说，怀孕分娩是导致腹直肌分离的主
要原因。女性在怀孕时，尤其是到了孕晚期，为了给日渐长大的胎
儿提供足够的活动空间，子宫逐渐增大，腹壁向外扩张延伸，腹白
线被拉伸和变薄，使原本平行并列的两条腹直肌肌束走向发生改

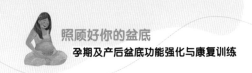

变，不断地向两侧分开，腹部肌肉中间出现一个空隙，即发生了腹直肌分离。此时的腹直肌被拉扯得越来越薄，腹外斜肌、腹内斜肌，包括腹横肌的功能形态也都发生了相应的改变（图 12-2）。

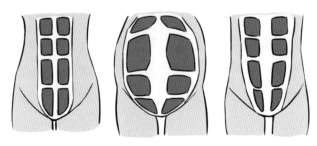

图 12-2　从左向右依次为孕早期、孕中期、产后的腹直肌

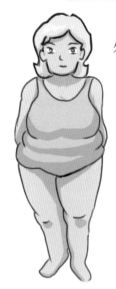

腹直肌分离主要表现为腹壁松弛柔软并向外膨隆，看起来还像怀孕几个月的样子，就是我们不愿见到的产后大肚腩（图 12-3）。卷腹时，两侧腹直肌之间会出现一条深沟，可能会触摸到肠管，严重时肠管在肚脐周围向外突起，即出现脐疝。

腹直肌分离通常出现在怀孕的第 4~6 个月，在怀孕的第 7~9 个月发生率最高，临产前几乎所有孕妇都存在腹直肌分离现象。分娩后随着激素水平的改变，大多数女性在产后 6 个月内腹直肌形态与功能会得到最大限度的恢复，之后出现恢复

图 12-3　产后大肚腩

平台期。但仍有 1/3 的女性不能自行恢复，即发生腹直肌分离。腹直肌分离的修复时间还会因顺产、剖宫产而有所区别，多次怀孕的女性腹直肌分离的概率更高。

一些女性对腹直肌分离无所谓，认为不就是肚子松垮点吗？那你可就大错特错了！腹直肌分离让女性的身材变形臃肿，不仅影响美观和自信，还会引发其他身体症状。由于腹直肌分离，腹部肌肉力量薄弱，腹肌与腰背部肌肉的拮抗作用发生了失衡，对脊椎的承托力随之下降，腰背部肌肉需要代偿腹肌的部分功能，使腰背部肌肉负荷增加而过度紧张，易引发产后腰背部疼痛。由于腹直肌分离，长期腹压不足，易导致腹腔和盆腔内的脏器脱垂、尿失禁、排便无力、便秘等异常状况，严重影响产后女性的生活质量。

三、自我评估

为了能尽快恢复身材，很多女性在产后 1 个月就迫不及待地开始进行大量的腹肌训练，不但没看到效果，还会加重腹直肌分离的程度，为此感到非常困惑，因此专业的评估和科学的训练至关重要！建议在开始训练之前，要充分评估自己是否发生腹直肌分离，以及分离的程度和部位。目前，最常用且简便易行的检测方法是指测法。下面来介绍一下具体的方法和操作步骤。

第一步：腹直肌静态评估

仰卧位，屈髋屈膝，双脚平放于床面。放松身体，将两只手

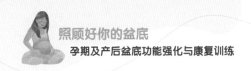
的示指、中指、无名指并拢，分别放在肚脐的左右两侧，触摸到腹直肌内侧边缘，判断脐旁两侧腹直肌间隙的宽度（图 12-4a）。再将双手沿着腹直肌内侧缘移至脐上 4.5 厘米和脐下 4.5 厘米位置，分别判断脐上和脐下腹直肌间隙的宽度。注意，因每个人身材高矮不同，脐上位置可选在肚脐至剑突连线的中点，脐下位置可选在肚脐至耻骨联合连线的中点。也可以用一只手来检测，即将示指、中指和 / 或无名指并拢，分别横放在脐中、脐上、脐下，测量两侧腹直肌内缘之间的距离（图 12-4b）。

第二步：腹直肌动态评估

吸气准备，在呼气的同时，将头和肩轻轻抬离床面，下巴微

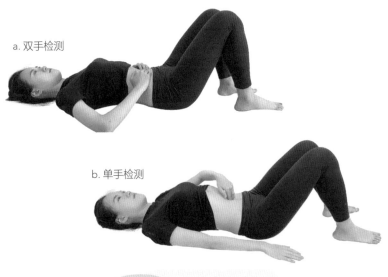

a. 双手检测

b. 单手检测

图 12-4　腹直肌静态评估

收，再分别测量脐中、脐上和脐下活动状态下腹直肌内侧缘之间的距离（图 12-5）。

判定标准

1 指以内：正常状态。

1～2 指：需采取措施恢复腹直肌。

2～3 指：必须重视，需要通过运动来改善。

3 指以上：应尽早到医院进行康复治疗或手术治疗。

因每个人的手指粗细不同，评估结果比较主观，指测法并不是标准的评估方法，只可以用来初步判断，目前超声检查是诊断腹直肌分离的金标准！

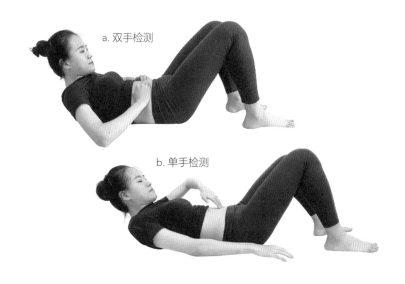

a. 双手检测

b. 单手检测

图 12-5　腹直肌动态评估

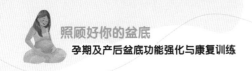

每位产后女性腹直肌分离的程度不同，分离的位置也存在个体差异，通常有以下几种形态（图 12-6）。准确判断分离的位置，有助于采取针对性的训练和治疗。

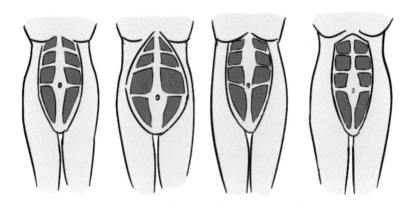

图 12-6　从左到右依次是：完全分离、脐下分离、脐上分离、脐环分离

四、家庭训练指导

正如前面提到的，大部分女性在产后 6 个月内腹直肌分离状态可自行恢复，但仍有 1/3 的产妇腹直肌分离不能自行恢复，因此产后应尽早进行腹直肌的恢复训练。当然，如果错过了产后 6 个月恢复黄金时期，也请不要放弃，为了避免腹直肌分离带来的远期不良影响，科学和持之以恒地进行康复训练，这是腹肌功能恢复的最佳途径。

1. 腹式呼吸

（1）**训练体位：**仰卧位，屈髋屈膝，双脚与髋同宽平放于床面，双膝关节之间夹一直径为 15~20 厘米的瑜伽球，腰部尽量贴于床面。双手自然放松于身体两侧或放于腹部。

（2）**训练动作：**吸气时用鼻子吸气，以肚脐为中心，腹壁向四周轻轻扩张，切记不能下腹部发力，盆底肌要放松。用嘴呼气，以肚脐为中心，四周腹壁向内缓缓内收，此时若双手放于腹部则能够感受到腹肌的运动，并与腹肌同步向腹壁正中线轻轻聚拢。呼气的同时盆底肌向肚脐方向收缩，与腹肌一起协同收缩。如此反复进行，每天坚持做 10~15 分钟（图 12-7）。

（3）**注意事项：**为避免对盆底肌施压，产后早期呼吸幅度不宜过深，防止腹部和盆底过度向外扩张，随着腹肌和盆底肌力量的恢复，再逐渐加大呼吸深度。产后腹式呼

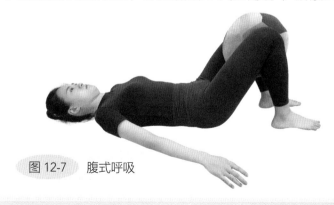

图 12-7　腹式呼吸

吸不强调吸气末端，重点强调的是呼气末端，呼气时要收缩盆底肌，且呼气时切记不可上腹部发力向下内收，如果盆底肌感觉到压迫下坠感，可减少呼吸深度，或在臀下垫一个软枕将臀部抬高，保持臀部、大腿部肌肉放松。

在此必须强调一下，腹肌向上与膈肌在胸廓处有所交汇，向下在耻骨附近通过肌肉筋膜与盆底相连，向左右两侧通过胸腰筋膜与背部肌群相互联系。所以，腹式呼吸动作下的腹部肌群恢复训练，完美地结合了膈肌、盆底肌的协同收缩，以及胸腰筋膜的延展放松。

2. 四点跪位收腹训练

（1）初阶训练——四点支撑位

1）训练体位：四点跪姿，双上肢呈肘支撑或手支撑，大腿与地面垂直，髋关节和膝关节均呈直角，头、颈、上半身处于中立位，下巴微收。

2）训练动作：用鼻子吸气，以肚脐为中心腹壁肌群向四周自然放松；用嘴呼气，以肚脐为中心，用力将小腹向内回缩，同时收缩盆底肌。如此反复进行，10～15次/组，2～3组/日（图12-8）。

3）注意事项：整个过程中脊柱要保持中立位，只有腹部在运动，想象腹部向内向腰椎聚拢的感觉。如果手支撑

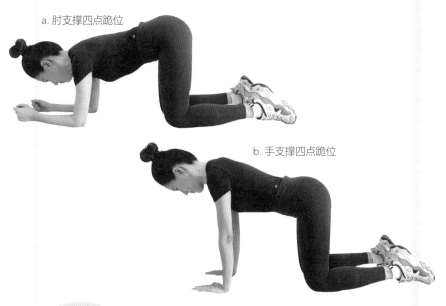

a. 肘支撑四点跪位

b. 手支撑四点跪位

图 12-8   四点支撑位收腹训练

时感觉腕部疼痛，可采用肘支撑。

（2）**进阶训练——三点支撑位**

1）**训练体位：**同四点支撑位。

2）**训练动作：**吸气准备，小腹自然放松；呼气时，用力将小腹向内回缩，盆底肌收缩，右腿缓慢向后伸展；吸气保持不动，再呼气时再慢慢将右腿收回，还原成四点支撑位。两腿交替进行，10～15次/组，2～3组/日（图12-9）。

3）**注意事项：**在四点支撑位训练控制较好的情况下再

尝试三点支撑位训练，整个过程中保持躯干、骨盆稳定控制，避免出现身体侧倾旋转。做动作时，对腹肌的收缩控制能力要求较高，如果将腿伸出和收回时，腹部向外凸出、身体不稳或腕关节、膝关节疼痛，应停止此运动。

（3）**高阶训练——两点支撑位**

1）**训练体位：** 同四点支撑位。

2）**训练动作：** 吸气准备，小腹自然放松；呼气时，用力将小腹向内回缩，盆底肌收缩，右手和左腿同时缓慢抬起向远处伸展，感受身体被拉长的感觉；吸气保持不动，再呼气时慢慢将右手和左腿收回，还原成四点支撑位。左右交替进行，10～15次/组，2～3组/日（图12-10）。

3）**注意事项：** 同三点支撑位，但须在三点支撑位训练控制较好的情况下再进行两点支撑位训练。

3. 仰卧抬腿腹肌激活训练

（1）**初阶训练**

1）**训练体位：** 仰卧位，双手放在身体两侧，屈髋屈膝，双脚与髋同宽平放于床面，腰部尽量贴近床面（图12-11a）。

2）**训练动作：** 吸气准备，小腹自然放松；呼气时抬起左腿，膝关节弯曲90°（图12-11b）；吸气落下，呼气时再抬起右腿，吸气落下。双腿交替进行，10～15次/组，2～3组/日。

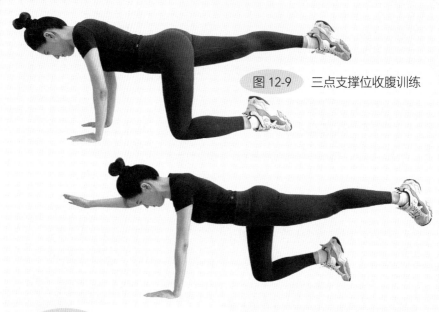

图 12-9　三点支撑位收腹训练

图 12-10　两点支撑位收腹训练

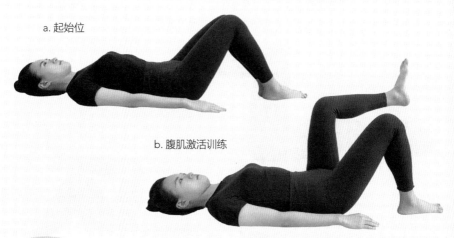

a. 起始位

b. 腹肌激活训练

图 12-11　仰卧抬腿腹肌激活初阶训练

295

3）**注意事项：**训练中应保持骨盆稳定，不可出现骨盆前后倾运动，腿落下时，腰椎不要抬离床面。

（2）进阶训练

1）**训练体位：**仰卧位，双手放在身体两侧，屈髋屈膝，髋、膝、踝关节均保持 90°，腰部尽量贴近床面（图 12-12a）。

2）**训练动作：**吸气准备，小腹自然放松，呼气时落下右腿，用右脚尖轻轻点地（图 12-12b），吸气还原；再呼气时落下左腿，用左脚尖轻轻点地，吸气还原。双腿交替进行，10 ~ 15 次 / 组，2 ~ 3 组 / 日。

3）**注意事项：**训练中应保持骨盆稳定，不可出现骨盆前后倾运动，腿落下时，腰椎不要抬离床面。

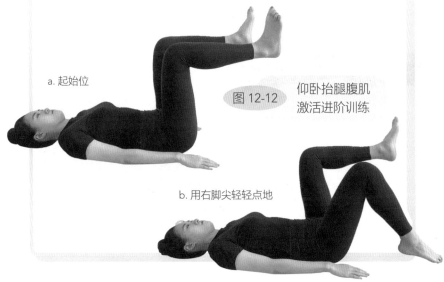

a. 起始位

图 12-12 仰卧抬腿腹肌激活进阶训练

b. 用右脚尖轻轻点地

4. 站姿收腹训练

（1）**训练体位：**背对墙面站立，将上身靠在墙面（保持中立位，后脑勺、背部、臀部贴在墙面），双脚距离墙面约 20 厘米。双手放在腹部（为了便于观察腹部放松与收缩变化，图片将模特的双手抬起）。

（2）**训练动作：**吸气时腹部与盆底放松（图 12-13a），呼气时腹部内收，盆底肌收缩（图 12-13b），再吸气腹部与盆底还原，呼气腹部与盆底肌收缩。如此反复进行，10 ~ 15 次 / 组，2 ~ 3 组 / 日。

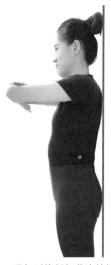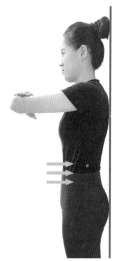

a. 吸气时腹部与盆底放松　　　　b. 呼气时腹部与盆底收缩

图 12-13　站姿收腹训练

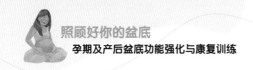

（3）**注意事项：** 避免肩部向后推墙，吸气幅度不可过深，避免向盆底施压，呼气时尽可能腹部向内收，腰部主动靠近墙面，想象用肚脐向墙壁方向靠近的感觉。

5. 腹直肌分离运动的注意事项

虽说腹直肌分离的修复应尽早开始，但是产后早期在松弛素的作用下，肌肉组织处于松弛状态，不宜过早训练，不要让腹肌过早承受较大的负荷。一般顺产 20～25 天后，剖宫产在伤口完全愈合后，才可以进行腹直肌分离的修复。当然，如果在康复治疗师的科学评估与指导下，应尽早开始康复训练。

从低强度的呼吸训练开始，循序渐进，逐步过渡到高阶练习。既可以选取单一动作练习，也可以变换动作串联起来，一定要根据自己的体能状态安排训练的强度和频率。

6. 运动禁忌

产后女性腹直肌分离的修复需要循序渐进和持之以恒，更要科学合理，有些训练动作是腹直肌分离患者绝对禁忌的，下面几个动作可导致腹压增加，加重腹直肌的分离，必须在腹直肌间隙＜2 厘米以后才可以训练！

（1）**仰卧起坐：** 仰卧起坐虽然是一个很好的收腹动作，但是绝对不适合产后腹直肌分离的修复，只会加重腹直肌向两侧拉开，可以在腹直肌分离恢复以后，作为腹肌的强化训练（图 12-14）。

（2）**脊柱扭转：** 如侧向卷腹、反向卷腹等，也不适合产后腹直肌分离患者训练（图 12-15）。

（3）**俯卧撑、平板支撑：** 由于腹直肌分离，腹部肌肉力量薄弱，平板支撑时腹压过大，造成腹部收紧不足、腰背肌过度用力的错误平板支撑，不仅加重腹直肌分离，还会引发腰痛（图 12-16）。

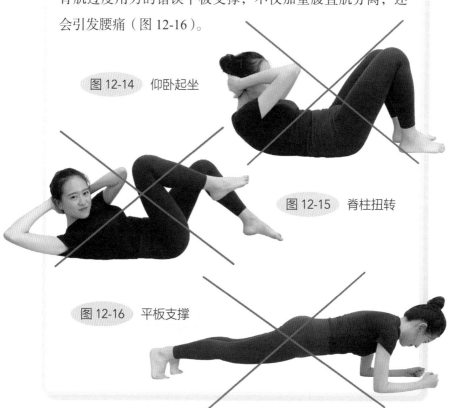

图 12-14　仰卧起坐

图 12-15　脊柱扭转

图 12-16　平板支撑

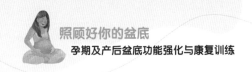

五、日常生活方式管理

女性在分娩后 3~6 个月的时间内，还会处于被孕激素影响的状态下，肌肉结缔组织会比正常情况下松弛，活动不当就会加剧腹直肌分离，而腹直肌分离常常与盆底肌松弛同时存在，需要注意日常生活中的细节来保护好腹肌和盆底。

1. 坐起前，先翻身

从卧位起身坐起时，应先翻身至侧卧位后再坐起，动作过程中头颈不要前屈用力，应始终处于放松状态，避免腹肌承受过多的压力。

2. 科学抱娃

前抱式抱娃（图 12-17a）可使腹压增加，并加重盆底负担，尤其是有盆底坠胀时，请立即停止抱娃。应当采用侧方竖抱式，即骑跨式抱法（图 12-17b），此时腹部和盆底应收紧，保持上半身直立，以维持核心稳定，尽量两侧轮换着抱。另外，在日常生活中发生概率极高又极易加重腹直肌分离的错位抱娃方式——沙发躺抱娃，特别强调腹直肌分离者要坚决杜绝这一错误行为。

注意：在腹直肌分离未恢复到 2 厘米以内时，尽量少抱娃。

3. 预防便秘

合理膳食，多饮水，多吃新鲜蔬菜和水果，多吃富含粗纤维和易消化的食物，防止在排便时过度屏气用力，增加腹压。

4. 避免腹压增高的行为

日常生活中避免提重物，不做重体力劳动。有慢性咳嗽者应积极治疗。

5. 减轻体重

在怀孕期间体重会有所增长，在月子里为了增

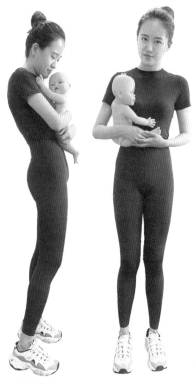

a. 前抱式抱法　　b. 骑跨式抱法

图 12-17　科学抱娃

加奶水会喝很多油腻的汤水，此期间又卧床少动，极易发胖，因此，坐月子期间应营养均衡、适当活动，做好体重管理。

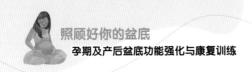

6. 避免长时间使用腹带

长时间使用弹性腹带会导致腹肌过于依赖外部的助力，从而变得更加薄弱。实际上，腹带并不能帮助去除"妈咪肚"。但是，对腹直肌分离严重的宝妈（腹直肌间距 ≥ 5 厘米），建议使用腹带，但不可系得过紧，一旦腹直肌分离得到改善，就立即停止使用，因为使用腹带本身就是增加腹压。另外，产后女性在月子期间恶露未排干净时不建议使用腹带。

7. 寻求专业评估治疗

患有腹直肌分离的产妇表现都存在个体差异，必要时需要请专业的康复治疗师进行系统评估，以判断腹直肌的分离程度，判断预后，制订个性化、有针对性的康复训练方案。

8. 恢复训练要持之以恒

因为受到损伤的肌肉结缔组织恢复需要漫长的时间，因此腹直肌分离的恢复是一个长期过程，恢复训练一定要持之以恒，并养成良好的日常行为习惯，保护好腹肌与盆底肌不会被再次伤害，才能获得满意的效果。如果分离程度严重，则需要手术治疗。